TRAITÉ

DE

BIOSCOPIE ET DE BIOTHÉRAPIE THERMALE

NOUVELLE THÉRAPEUTIQUE MATHÉMATHIQUE

DES EAUX DE VICHY

PAR

LE Dr COLLONGUES

VICHY
IMPRIMERIE P. VEXENAT

1896

TRAITÉ

DE

BIOSCOPIE ET DE BIOTHÉRAPIE THERMALE

TRAITÉ

DE

BIOSCOPIE ET DE BIOTHÉRAPIE THERMALE

OU MESURE

DE L'ACTION DES EAUX DE VICHY SUR LE DYNAMISME

DE L'ESTOMAC, DU FOIE ET DE LA NUTRITION BILATÉRALE

PAR

LE Dr COLLONGUES

VICHY
IMPRIMERIE P. VEXENAT
1896

TRAITÉ

DE

BIOSCOPIE et de BIOTHÉRAPIE THERMALE

OU MESURE

De l'action des Eaux de Vichy

SUR LE DYNAMISME

De l'Estomac, du Foie et de la Nutrition bilatérale

Nouvelle Méthode d'exploration médicale pour enregistrer les résultats favorables ou défavorables d'une médication quelconque.

I

La science hygrométrique des mains chaudes qui résulte du travail mécanique de la transpiration sensible ou insensible, comparée entre le côté droit et le côté gauche, sur des surfaces égales, dans des temps égaux et à égale température, constitue une nouvelle branche d'exploration médicale physiologique, clinique, thérapeutique et mathématique.

La Bioscopie et la Biothérapie

La Bioscopie sert à mesurer les différences du travail hygrométrique des deux mains chaudes entre le côté droit et le côté gauche.

La Biothérapie, grâce aux formules mathématiques de la Bioscopie, fait connaître le dynamisme de l'estomac, du foie et de la nutrition bilatérale pendant l'action minérale et thermale des Eaux de Vichy.

Les recherches du dynamisme des mains en rapport avec celles de l'estomac, du foie et de la nutrition bilatérale sont l'œuvre d'une longue et patiente expérimentation.

L'état hygrodermométrique des mains est un acte vital de désassimilation par la sécrétion cutanée. Or l'assimilation ou la désassimilation sont produites par le dédoublement périphérique de la nutrition à la surface de la peau. La Bioscopie prouve que la vitesse de la désassimilation est en raison directe de celle de la nutrition et comme cette vitesse n'est jamais égale entre le côté droit et le côté gauche, il nous a été possible de trouver mathématiquement le côté fort et le côté faible, le côté hyposthénique et le côté hypersthénique. La Biothérapie appliquée à la médication spéciale de Vichy, prouve que l'action minérale et thermale n'est favorable que lorsqu'elle ramène à l'équilibre le dynamisme de l'estomac, du foie et de la nutrition bilatérale.

Nous laissons aux physiologistes, aux anatomistes, aux histologistes, aux chimistes, aux bactériologistes *de profession* le soin d'analyser les tissus anatomiques, de faire connaître les échanges organiques et de classer les familles microbiennes, nous nous bornons à enseigner aux médecins praticiens notre nouveau procédé de diagnostic, de pronostic et de biothérapie appliquée au dynamisme de la nutrition bilatérale.

Ainsi envisagée, la bioscopie dermométrique poursuit le but de mesurer les phénomènes de la vie par la vie cutanée des mains et de sa répartition bilatérale. Or, il n'y a pas de vie possible sans le concours simultané du travail physiologique des nerfs, du sang, de la chaleur vitale, de l'estomac, du foie et de la nutrition.

Expérience fondamentale du dynamisme dermométrique des mains.

Prenez un fil ordinaire de coton tordu, maintenez-le en équilibre par deux branches en croix de moelle de sureau ou d'aluminium, mettez en regard de ce fil, dans un vase clos ou dans un appareil vitré l'une des deux mains ou les deux mains réunies, chaudes, à distance de 5 à 10 centimètres ; immédiatement l'aiguille exécutera un mouvement de gauche à droite, c'est-à-dire dans le sens de la torsion du fil.

Cause du mouvement bioscopique

La transpiration sensible ou insensible des mains chaudes est la seule cause du mouvement rotatoire bioscopique. En effet, si la main est chaude et sèche, il y a peu de mouvement ; si la main est chaude et moite, le mouvement est accentué ; si la main est chaude et suante, le mouvement est très rapide. Le bioscope tourne donc avec une vitesse qui est en raison de l'état hygrodermométrique des mains.

Expérience qui prouve que le Bioscope tourne sous l'influence de l'évaporation de l'eau chaude

Une soucoupe d'eau chaude placée sous le champ du Bioscope fait tourner l'aiguille de gauche à droite en raison de l'intensité de la buée.

Expérience qui prouve que le Bioscope ne tourne pas sous l'influence de la chaleur sèche

Une brique chaude, une bouteille d'eau chaude bien fermée, bouteille de verre, de cuivre, de zinc, de fer, ne feront pas tourner les aiguilles du Bioscope. Elles oscillent sur place sans produire de mouvement rotatoire.

Pourquoi le mouvement rotatoire bioscopique se produit-il de gauche à droite ?

Le sens du mouvement rotatoire est lié au sens de la torsion du fil qui est de gauche à droite. L'absorption hygrométrique se fait toujours ainsi. Quand le fil est tordu de droite à gauche, la rotation bioscopique se fait aussi de droite à gauche.

La force nerveuse est cause du dynamisme des mains par son action dirigeante et prépondérante sur la sécrétion cutanée.

Preuve concluante. — Mettez la main en moiteur, à 34°, en présence des aiguilles du bioscope, le mouvement des aiguilles deviendra fort sensible et très prononcé. Pour arrêter ou diminuer son mouvement très sensiblement, il suffit de toucher les coudes de l'expérimenté avec le creux des mains d'une autre personne. Le contact peut se faire à nu et à travers les habits. Les nerfs qui se dirigent aux mains, passent aux coudes très près de la peau. Cette influence est suffisante pour arrêter ou diminuer le fonctionnement de la sécrétion cutanée. Les nerfs sont donc la cause du mécanisme de la transpiration sensible ou insensible, c'est-à-dire du dynamisme de la peau. Ainsi étudiée et démontrée, la force nerveuse se trouve synonyme de la force vitale. La bioscopie est la première science expérimentale qui soit arrivée à bien mettre en évidence la similitude du dynamisme de la force nerveuse avec celui de la force vitale.

Expériences démonstratives sur la force nerveuse produisant la sécrétion cutanée ou transpiration des mains.

M. 35 ans	2 mains au biosc. 3 min. d'obs.	28°	influencé par les coudes	18°	diminut.	10
P. 33 ans	id.	37	id.	12	id.	25
C. 40 ans	id.	12	id.	6	id.	6
D. 30 ans	id.	50	id.	28	id.	22
P. 20 ans	id.	15	id.	9	id.	6
C. 35 ans	id	69	id.	20	id.	39
P. 25 ans	id.	54	id.	24	id.	26
P. 35 ans	id.	39	id.	24	id.	15
G. 18 ans	id.	63	id.	33	id.	39
D. 26 ans	id.	66	id.	44	id.	15

Pour agir sur le dynamisme de la peau, il faut que le contact des coudes soit fait par une personne et non par un objet inanimé non conducteur de la force vitale.

Preuve. — M. Delahay, âgé de 30 ans, donne 60° bioscopiques en 3 minutes d'observation. Les coudes touchés avec de la glace (corps non conducteur de la force nerveuse), il se produit encore 60°. Les coudes touchés par une personne, il se produit 30°. Donc la force nerveuse de M. Delahaye n'a pas changé par le contact de la glace sur les coudes, tandis qu'elle a diminuée de moitié lorsqu'elle a été *influencée* par une autre personne.

La chaleur vitale n'est pas cause immédiate de la production de la transpiration. Toutefois, s'il n'y a ni trouble moral ni physique, la transpiration augmente ou diminue selon le plus ou moins d'intensité de la chaleur vitale thermométrique.

Main *chaude* et sèche à 34° transpiration faible
4° bioscopique en 1 minute.

Main *chaude* et moite à 34° transpiration moyenne
8° bioscopique en 1 minute.

Main *chaude* et humide à 34° transpiration forte
12° bioscopique en 1 minute.

Main *froide* et sèche à 24° transpiration faible
4° bioscopique en 1 minute.

Main *froide* et moite à 24° transpiration moyenne
8° bioscopique en 1 minute.

Main *froide* et humide à 24° transpiration forte
12° bioscopique en 1 minute.

Une main chaude sèche, produit moins de transpiration qu'une main froide humide.

Des observations précédentes, il résulte que la chaleur animale ne produit pas directement le travail de la transpiration ou sécrétion cutanée. Elle ne fait que le favoriser et être en raison directe de cette fonction, quand la force nerveuse est calme et qu'elle ne s'y oppose pas.

Le sang et la circulation sanguine ne sont pas cause du travail qui produit la transpiration. Mais le concours du sang et la circulation sont indispensables à cette fonction. C'est la matière première nécessaire à la fabrication de cette sécrétion.

La densité et la qualité de la transpiration sont en raison directe de la densité et de la qualité du sang : Tandis que les quantités de transpiration ne dépendent que du degré d'activité de la force nerveuse.

Preuve. — Mettez une seule main dans le bioscope et tenez le pouls de l'autre main. Les quantités de transpiration varient d'une minute à l'autre. Le nombre de pulsations ne change point.

Il est d'observation bioscopique chez une personne au repos que :

1° Plus il y a d'hygrodermie, avec moins de chaleur, plus les nerfs sont rapides et faibles ; la sensibilité calme et l'impressionnabilité concentrée ;

2° Moins il y a d'hygrodermie, avec plus de chaleur, plus les nerfs sont lents et forts, la sensibilité vive et l'impressionnabilité inquiète et agitée ;

3° Plus il y a d'hygrodermie, avec moins de chaleur, plus le sang est pauvre, faible, léger et clair ;

4° Moins il y a d'hygrodermie, avec plus de chaleur, plus le sang est fort et riche, dense, lourd et épais.

FIGURE DE LA CAGE DU BIOSCOPE

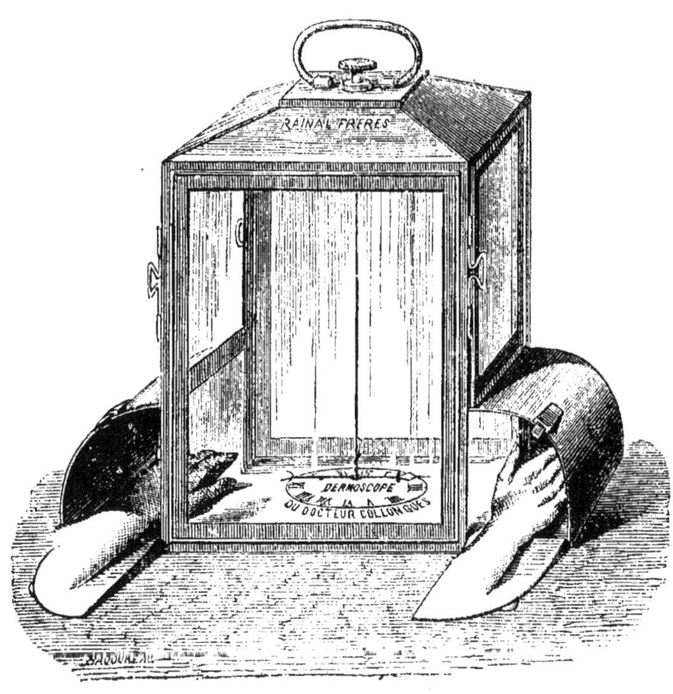

Description du BIOSCOPE ou Hygrodermomètre médical

Cet instrument de physique est une sorte de balance de Coulomb.

La cage bioscopique comprend 1° quatre portes vitrées qu'on ouvre et ferme à volonté ; 2° deux bas côtés avec portes ouvertes ou fermées pour l'introduction d'une main à droite et d'une main à gauche l'une après l'autre ; 3° un crochet suspenseur du fil hygrométrique ; 4° un cadran au-dessous du fil.

Il faut ajouter un manchon de dame, un boa de dame, une montre à secondes indépendantes ou un podomètre.

Remarques sur le fil hygrométrique du bioscope beaucoup moins sensible l'hiver que l'été

Le fil bioscopique se comporte dans le cours de l'année de deux façons différentes : du 15 Mai au 15 Septembre, le mouvement des aiguilles dû à la torsion et à la détorsion du fil est régulier. Il suffit de compter en une minute le nombre de degrés obtenus à chacun des quatre temps pour avoir la formule mathématique. Mais du 15 Septembre au 15 Mai, ce n'est plus la même chose. La torsion du fil au premier temps se fait régulièrement, tandis qu'au deuxième temps et aux suivants, les torsions et les détorsions suivent une marche toute différente. Il y a nécessité d'attendre pour chaque temps deux, trois, quatre et dix minutes avant que les aiguilles ne bougent, puis elles s'ébranlent et acquièrent un mouvement rapide décrivant une oscillation plus ou moins étendue. Il faut compter les degrés parcourus et les diviser par le nombre de minutes.

On repète cette opération trois fois. D'où la formule mathématique de la bioscopie.

Comment faut-il prendre les formules de la Bioscopie ?

Le Bioscope, sorte de balance hygrométrique, repose sur la sensibilité de son fil de coton tordu. Cette sensibilité est fort grande puisqu'elle mesure la transpiration insensible d'une main chaude et sèche.

L'appareil est posé devant le consultant. Les deux mains sont mises dans un manchon de dame pour égaliser la chaleur vitale. On entoure le poignet de l'avant-bras droit d'un boa pour empêcher le courant d'air dans l'appareil. La main droite est introduite ouverte, le creux de la main regardant le fil. Aussitôt les aiguilles se mettent à tourner de gauche à droite. On prend pour unité de temps pour chaque main la durée d'une minute.

On refait cette même opération pour la main gauche après avoir ouvert les quatre fenêtres du Bioscope afin de permettre au fil tordu par l'humidité de se détordre par son évaporation.

II

Les formules de la Bioscopie

Voici *l'indispensable à savoir* pour les disciples de la Bioscopie non habitués aux chiffres.

1° Manière de compter les graduations du cadran divisé en douze heures ou soixante minutes. Chaque heure comprend cinq minutes.

Si la main droite et la main gauche donnent chacune un chiffre au-dessus de six heures, il faut calculer par heure, soit : $\frac{\text{main gauche 6 heures.}}{\text{main droite 8 heures.}}$

Si l'une des deux mains ou les deux mains donnent un chiffre au dessous de 6 heures, on compte par minutes, soit 6 heures égalent 30 minutes ; 5 heures égalent 25 minutes : $\frac{\text{main gauche 30' minutes}}{\text{main droite 25' minutes}}$ Le rapport sera le même que s'il y avait : $\frac{\text{6 heures.}}{\text{5 heures.}}$

2° Manière de comprendre les chiffres proportionnels entre la main droite et la main gauche. Ceci est la base fondamentale de toute la Bioscopie.

Il faut fixer toujours à 100 les chiffres exprimés par la main droite *quels qu'ils soient*.

Les chiffres exprimés par la main gauche, doivent évoluer d'après le chiffre 100 de la main droite.

D'où *trois classes de proportionnalités bien distinctes :*

1re classe, l'Equilibre. — Les chiffres de la main droite et ceux de la main gauche sont égaux. Ils produisent donc 100 pour 100.

Main droite 5 degrés égalent 100.
Main gauche 5 degrés égalent 100 ou 100 0/0.
Main droite, 12 degrés égalent 100.
Main gauche 12 degrés égalent 100 ou 100 0/0.

2me classe, le sous-équilibre. — Les chiffres de la main gauche se trouvent plus faibles que ceux de la main droite, c'est-à-dire au-dessous de 100 ; ils évoluent de de 100 à 50 0/0 :

Exemple: $\frac{\text{m. g. } 5}{\text{m. d. } 5}$ 100 0/0 $\frac{4}{5}$ 80 0/0 $\frac{3}{4}$ 75 0/0 $\frac{2}{3}$ 66 0/0 $\frac{1}{2}$ 50 0/0

Main droite, 5 degrés égalent 100 ou 5 fois 20.
Main gauche, 4 degrés égalent 4 fois 20 ou 80 0/0.
Un cinquième de moins de la main gauche que de la main droite.
Main droite 4 degrés égalent 100 ou 4 fois 25.
Main gauche 3 degrés égalent 3 fois 25 ou 75 0/0.
Un quart de moins de la main gauche que de la main droite.
Main droite 3 dégrés égalent 100 ou 3 fois 33.
Main gauche 2 degrés égalent 2 fois 33 ou 66 0/0.
Un tiers de moins de la main gauche que de la main droite.
Main droite 2 degrés égalent 100 ou 2 fois 50.
Main gauche 1 degré égale 1 fois 50 ou 50 0/0.
Moitié moins de la main gauche que de la main droite.

3me classe, le sus-équilibre. — Les chiffres de la main gauche se trouvent plus forts que ceux de la main droite. Ils sont au-dessus de 100. Ils évoluent de 100 à 200 0/0.

Exemple: $\frac{\text{m. g. } 5}{\text{m. d. } 5}$ 100 0/0 $\frac{5}{4}$ 125 0/0 $\frac{4}{3}$ 133 0/0 $\frac{3}{2}$ 150 0/0 $\frac{2}{1}$ 200 0/0

Main droite 4 degrés égalent 100 ou 4 fois 25.
Main gauche 5 degrés égalent 5 fois 25 ou 125 0/0.
Un cinquième de plus de la main gauche que de la main droite.

Main droite 3 degrés égalent 100 ou 3 fois 33.
Main gauche 4 degrés égalent 4 fois 33 ou 133 0/0.
Un quart de plus de la main gauche que de la main droite.
Main droite 2 degrés égalent 100 ou 2 fois 50.
Main gauche 3 degrés égalent 3 fois 50 ou 150 0/0.
Un tiers de plus de la main gauche que de la main droite.
Main droite 1 degré égale 100 ou 1 fois 100.
Main gauche 2 degrés égalent 2 fois 100 ou 200 0/0.
Le double ou la moitié en plus de la main gauche que de la main droite.

Le tableau de l'hyposthénie et de l'hypersthénie de la main gauche *à la fin de l'ouvrage* n'est que la reproduction du sous-équilibre et du sus-équilibre que nous venons d'indiquer. Il dispense de tout calcul pour les chiffres proportionnels, qui vont de 1 à 24 degrés.

Classification

ou graduation des écarts d'équilibre entre la main gauche et la main droite, celle-ci toujours à 100°.

Gamme ascend.	main g. / main dr.	$\frac{2}{1}$	$\frac{200}{100}$	répartition indiquant le côté gauche plus fort que le côté droit.
		$\frac{15}{8}$	$\frac{177}{100}$	
		$\frac{5}{3}$	$\frac{166}{100}$	
		$\frac{3}{2}$	$\frac{150}{100}$	
		$\frac{4}{3}$	$\frac{133}{100}$	
		$\frac{5}{4}$	$\frac{125}{100}$	
		$\frac{9}{8}$	$\frac{112}{100}$	
Point d'équilibre......		$\frac{1}{1} =$	$\frac{100}{100} = 0$	point d'équilibre absolu.

Main gauche. Main droite..	$\frac{8}{9}$	$\frac{88}{100}$	répartition indiquant le côté gauche plus faible que le côté droit.
	$\frac{4}{5}$	$\frac{80}{100}$	
	$\frac{3}{4}$	$\frac{75}{100}$	
	$\frac{2}{3}$	$\frac{66}{100}$	
	$\frac{3}{5}$	$\frac{60}{100}$	
	$\frac{8}{15}$	$\frac{54}{100}$	
Gamme descendante...	$\frac{1}{2}$	$\frac{50}{100}$	

L'équilibre absolu de répartition est de $\frac{100}{100}$. Cet équilibre se présente toutes les fois que les quantités de transpiration sont égales à la main droite comme à la main gauche, soit : $\frac{5}{5}$ $\frac{100}{100}$ $\frac{30}{30}$ $\frac{100}{100}$

Dès que ces deux quantités sont inégales, celles de la main droite sont toujours à 100 comme dénominateur fixe. Le rapport s'établit sur les variations corrélatives de la main gauche : $\frac{4}{5}$ $\frac{80}{100}$ $\frac{5}{4}$ $\frac{125}{100}$.

Les écarts d'équilibre au-dessus de $\frac{100}{100}$ forment la gamme ascendante.

Les écarts d'équilibre au-dessous de $\frac{100}{100}$ font partie de la gamme descendante.

Plus il y a d'écart d'équilibre au-dessus ou au-dessous de $\frac{100}{100}$ plus il y a de déséquilibre fonctionnel dans le dynamisme des mains.

Moins il y a d'écart d'équilibre au-dessus ou au-dessous de $\frac{100}{100}$ plus il y a d'harmonie et de régularité dans la répartition du dynamisme ou travail de la sécrétion cutanée entre le côté droit et le côté gauche des mains.

Usage des écarts d'équilibre dermométrique

La variation et les irrégularités les plus grandes forment la lois la plus commune des écarts d'équilibre hygrodermométriques. Ces écarts changent d'une minute à l'autre. Si dans une première épreuve, l'écart d'équilibre est dans la gamme ascendante, dans la deuxième épreuve, il se trouve dans la gamme descendante et *vice versa ;* et cela quelques minutes d'intervalle.

Cette variabilité est si ordinaire qu'on peut la compter comme l'état normal.

Classification physiologique de la répartition des écarts.

L'étude approfondie de ces répartitions nous a démontré que ces répartitions subissaient deux lois très remarquables. La première pouvant être considérée comme une loi de force et d'équilibre ;

La deuxième pouvant être considérée comme une loi de faiblesse ou de déséquilibre fonctionnel.

Première loi de force ou d'équilibre fonctionnel.

Toute expérience bioscopique sérieuse exige deux épreuves successives. Une première épreuve dite d'essai, une deuxième de contrôle ou contre-épreuve.

Toutes les fois que la répartition de la deuxième épreuve se rapproche de l'équilibre absolu $\frac{100}{100}$, on peut en induire que le dynamisme général et local, organique et fonctionnel, est harmonique et régulier. On peut considérer ce résultat comme un indice favorable de force et l'on peut dire que les forces agissent dans les conditions de stabilité ou d'instabilité d'équilibre.

Formule bioscopique de Mme C., 28 ans, sans maladie :

	Quant. dermom.	Répartition d'équilibre entre les 2 mains.	
1re Epreuve	Main g. $\frac{42}{54}$ Main d.	Rapport $\frac{77}{100}$	2e écart se rapproche
2e Epreuve	Main g. $\frac{36}{36}$ Main d.	Rapport $\frac{100}{100}$	de l'équilibre.

Deuxième loi de faiblesse ou de déséquilibre fonctionnel.

Toutes les fois que l'écart d'équilibre de la deuxième épreuve s'éloigne de l'équilibre absolu $\frac{100}{100}$ et que cet écart est plus fort que celui de la première épreuve, on peut en induire que le dynamisme général et local, organique, fonctionnel est désharmonique et irrégulier. On peut considérer ce résultat comme un indice de faiblesse et l'on peut dire que les forces agissent dans les conditions de l'instabilité exagérée, ou du déséquilibre.

Formule bioscopique de M. L., phtisique :

	Quant. dermom.	Répartition d'équilibre entre les 2 mains.	
1re Epreuve	Main g. $\frac{33}{33}$ Main d.	Rapport $\frac{100}{100}$	2e écart s'éloigne
2e Epreuve	Main g. $\frac{54}{36}$ Main d.	Rapport $\frac{150}{100}$	de l'équilibre

Les écarts d'équilibre ont donc en physiologie et pathologie une importance très grande, ils éclairent d'une manière précise, mathématique, sur le fonctionnement régulier ou irrégulier, harmonique ou désharmonique des forces produisant le travail organique et fonctionnel entre les deux côtés du corps.

Diagnostic de l'état général ou Graduation du dynamisme de la nutrition bilatérale

1° L'équilibre 100 pour 100.

2° La stabilité du déséquilibre gauche représentée par deux *sous*-équilibres de 100 à 50 o/o.

3° La stabilité du déséquilibre droit représentée par deux *sus*-équilibres, de 100 à 200 o/o.

4° L'instabilité du déséquilibre gauche représentée par un *sus* et un *sous*-équilibre.

5° L'instabilité du déséquilibre droit représentée par un *sous* et un *sus*-équilibre.

Diagnostic de l'état local ou du dynamisme de l'estomac et du foie par celui de la nutrition bilatérale

Formule n° 1 : Equilibre 100 0/0 ou zéro sans indication.

Formule n° 2 : Deux *sous*-équilibres, diagnostic *hypo-gastrite ou hyper-hépatite.*

Formule n° 3 : Deux *sus*-équilibres, diagnostic *hypo-hépatite ou hyper-gastrite.*

Formule n° 4 : Un *sus* et un *sous*-équilibre, diagnostic *hypo-gastralgie ou hyper-hépatalgie.*

Formule n° 5 : Un *sous* et un *sus*-équilibre, diagnostic *hypo-hépatalgie ou hyper-gastralgie.*

Formule n° 1

Elle représente l'équilibre 100 pour 100 ou l'*Issosthénie*, c'est-à-dire le zéro de la graduation bioscopique. Cette formule est sans indication.

Exemple : 1re Epreuve	m. g. 12 = 100 / m. d. 12 = 100	Rapport	100 0/0
2me Epreuve	m. g. 12 = 100 / m. d. 12 = 100	Rapport	100 0/0
		Total....	200 0/0

Moyenne ou Force vitale bioscopique 100 0/0.

Formule n° 2

De 100 à 50 0/0

Diagnostic bioscopique : *hyposthénie gastrique ou hypersthénie hépatique.*

Les hyposthéniques stables du côté gauche ont deux fois le sous équilibre gauche et deux fois le sus-équilibre droit.

Cette formule indique l'*état passif* dynamique de l'estomac et des organes du côté gauche ou l'*état actif* dynamique du foie et des organes du côté droit.

Les maladies sont passives du côté gauche et actives du côté droit.

Main droite		Main gauche	
	5 = 100		5 = 100 0/0
—	5 » 100	—	4 » 80 »
—	4 » 100	—	3 » 75 »
—	3 » 100	—	2 » 66 »
—	2 » 100	—	1 » 50 »

Exemple : 1re Epreuve $\frac{\text{m. g. } 6 = 50}{\text{m. d. } 12 = 100}$ Rapport 50 0/0

2me Epreuve $\frac{\text{m. g. } 8 = 66}{\text{m. d. } 12 = 100}$ Rapport 66 0/0

Total..... 116 0/0

Moyenne ou Force vitale bioscopique 58 o/o d'hyposthénie gastrique ou d'hypersthénie hépatique.

Formule n° 3

De 100 à 200 o/o

Diagnostic bioscopique : *hyposthénie hépatique ou hypersthénie gastrique.*

Les hyposthéniques stables du côté droit ont deux fois le sous-équilibre droit et deux fois le sus-équilibre gauche.

Cette formule indique l'*état passif* dynamique, du foie et des organes du côté droit ou l'*état actif* dynamique de l'estomac et des organes du côté gauche.

Les maladies sont passives du côté droit et actives du côté gauche.

Main droite		Main gauche	
	5 = 100		5 = 100 0/0
—	4 » 100	—	5 » 125 »
—	3 » 100	—	4 » 133 »
—	2 » 100	—	3 » 150 »
—	1 » 100	—	2 » 200 »

Exemple : 1re Epreuve $\frac{\text{m. g. } 24 = 200}{\text{m. d. } 12 = 100}$ Rapport 200 0/0

2me Epreuve $\frac{\text{m. g. } 18 = 150}{\text{m. d. } 12 = 100}$ Rapport 150 0/0

Total...... 350 0/0

Moyenne ou force vitale bioscopique 175 o/o d'hyposthénie hépatique ou hypersthénie gastrique.

Formule n° 4

1er Rapport de 100 à 200 o/o, 2me Rapport de 100 à 50 o/o.

Diagnostic bioscopique : *hyposthénie gastralgique ou hypersthénie hépatalgique.*

Les instables hyposthéniques du coté gauche ont un premier rapport en sus-équilibre et un second rapport en sous-équilibre. Cette formule indique un état nerveux *passif* de l'estomac et des organes du côté gauche ou un état nerveux *actif* du foie et des organes du côté droit.

Les maladies sont variables passives du côté gauche et actives du côté droit.

Exemple : 1re Epreuve	m. g. 24 = 200 / m. d. 12 = 100	Rapport	200 0/0
2me Epreuve	m. g. 12 = 50 / m. d. 24 = 100	Rapport	50 0/0
		Total......	250 0/0

Moyenne ou force vitale bioscopique 125 o/o d'hyposthénie gastralgique ou d'hypersthénie hépatalgique.

Formule n° 5

1er Rapport de 100 à 50 o/o, 2me Rapport de 100 à 200 o/o.

Diagnostic : *hyposthénie hépatalgique, ou hypersthénie gastralgique.*

Les instables hyposthéniques du coté droit, ont un premier rapport en sous-èquilibre et un deuxième rapport en sus-équilibre. Cette formule indique un état nerveux *passif* du foie et des organes du côté droit ou un état nerveux *actif*, de l'estomac ou des organes du côté gauche. Les maladies sont variables passives du côté droit ou variables actives du côté gauche.

Exemple : 1re Epreuve	m. g. 6 = 50 / m. d. 12 = 100	Rapport	50 0/0
2me Epreuve	m. g. 24 = 200 / m. d. 12 = 100	Rapport	200 0/0
		Total.....	250 0/0

Moyenne ou force vitale bioscopique 125 o/o d'hyposthénie hépatalgique ou hypersthénie gastralgique.

Proportionnalités bioscopiques entre la main gauche et la main droite

LA MAIN DROITE FIXÉE A 100

Main droite	1	=	100	Main gauche	2	=	200	0/0
—	2	»	100	—	3	»	150	»
—	3	»	100	—	4	»	133	»
—	4	»	100	—	5	»	125	»
—	5	»	100	—	5	»	100	»
—	5	»	100	—	4	»	80	»
—	4	»	100	—	3	»	75	»
—	3	»	100	—	2	»	66	»
—	2	»	100	—	1	»	50	»

Degrés bioscopiques de la force et de la faiblesse

8e	degré	=	200 0/0	Les forts gauches Hypersthénie
7e	—	»	180 0/0	gauche.
6e	—	»	166 0/0	En même temps faibles droits.
5e	—	»	150 0/0	Hyposthénie droite.
4e	—	»	133 0/0	— —
3e	—	»	125 0/0	— —
2e	—	»	112 0/0	— —
1er	—	»	100 0/0	*point fixe de la main droite.*
2e	—	»	88 0/0	— —
3e	—	»	80 0/0	— —
4e	—	»	75 0/0	— —
5e	—	»	66 0/0	— —
6e	—	»	60 0/0	Les faibles gauches Hyposthénie
7e	—	»	56 0/0	gauche, en même temps forts
8e	—	»	50 0/0	droits. Hypersthénie droite.

Diagnostic de l'état général ou de la Constitution et du Tempérament dynamique bioscopique

La Bioscopie considère la contitution comme synonyme de tempérament. Toute classification de constitution et de tempérament ne peut reposer que sur le plus ou moins de force ou de faiblesse de l'état général. Car si on veut signifier par tempérament la faiblesse d'un organe ou d'un appareil organique et par constitution la faiblesse de l'état général, la désignation de faiblesse se généralise soit pour l'un comme pour l'autre cas et l'on ne peut comprendre la faiblesse d'un organe sans que cette faiblesse n'envahisse tout l'être et ne soit partout, d'où cette confusion de la faiblesse locale et de la faiblesse générale. La Bioscopie reconnaît trois sortes de constitutions ou tempéraments :

1° *Constitution ou tempérament faible gauche stable* de 50 à 100 0/0 ou gastrique ; *formule n° 2.*

2° *Constitution ou tempérament faible droit stable* de 100 à 200 0/0 ou hépatique ; *formule n° 3.*

3° *Constitution ou tempérament instable nerveux, faible gauche ou faible droit ; formules n° 4, n° 5.*

Diagnostic de l'état local
Spécialité Bioscopique du Diagnostic de la Dyspepsie

La Bioscopie augmente nos connaissances médicales en pathologie générale puisqu'elle peut ajouter à chaque instant au diagnostic classique celui de l'état général. Il suffit pour cela de prendre sur le malade la formule bioscopique. En dehors de ces formules les médecins ne possèdent aucune notion précise pour diriger le diagnostic de l'état général. Sans elle nous ne connaissons pas les lois de l'équilibre et du déséquilibre des forces vitales, bilatérales et générales. La Bioscopie nous fait aussi connaître le diagnostic de l'état local.

Prenons pour exemple le diagnostic classique *de la Dyspepsie.* Le médecin désigne par là une maladie de l'estomac et une difficulté de digérer. Quelle est la cause de cette mauvaise digestion ? Est-ce l'estomac lui-même ? Est-ce l'état nerveux de l'estomac ? Est-ce l'état de la bile et du foie ? Est-ce l'état nerveux hépatique ?

Autant de difficultés dans le diagnostic médical qu'il est impossible de résoudre sans la méthode bioscopique. Avec la connaissance des formules, le diagnostic de l'état général rend facile la distinction du genre de dyspepsie : Si c'est une dyspepsie gastrique, on trouve la formule n° 2, si c'est une gastralgie gastrique, on a la formule n° 4 ; si c'est une dyspepsie hépatique, on rencontre la formule n° 3 ; si c'est une dyspepsie nerveuse du foie agissant sur l'estomac, c'est la formule n° 5. *Les formu-*

les de la Bioscopie deviennent indispensables pour compléter le diagnostic classique des dyspepsies.

Comment faut-il classer le diagnostic bioscopique d'une maladie locale quelconque dans ses rapports avec l'état général ?

Prenons pour exemple :

Le Diagnostic bioscopique de la Phtisie ou de tout autre maladie.

La formule n° 2 désigne la Phtisie hyposthénique gauche ou hypersthénique droite ;

La formule n° 3 désigne la Phtisie hyposthénique droite ou hypersthénique gauche ;

La formule n° 4 désigne la Phtisie avec hyposthénie nerveuse gauche ou hypersthénie nerveuse droite ;

La formule n° 5 désigne la Phtisie avec hyposthénie nerveuse droite ou hypersthénie nerveuse gauche.

Nota. — Le diagnostic bioscopique de toutes les maladies s'appuie sur la répartition de la nutrition bilatérale et de son dynamisme.

III

Diagnostic de l'état bilatéral dynamique passif ou actif des maladies de l'estomac, du foie et de la nutrition

Graduation de l'état actif et passif, côté droit.

Graduation de l'état actif et passif, côté gauche.

Figure des deux proportionnalités bioscopiques ; côté droit, côté gauche.

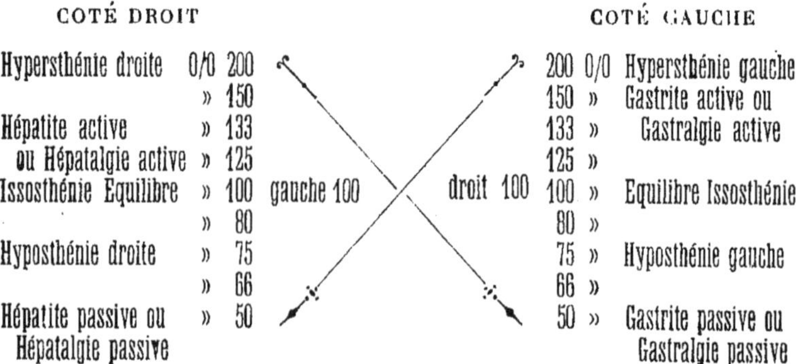

Cette technique Bioscopique permet de diagnostiquer l'état passif de l'état actif et *vice versa.*

N° I

Indique l'Issosthénie, le zéro de la graduation sans indications.

N° II

Deux rapports, en sous-équilibre gauche diagnostiquent une *hyposthénie gastrique* à l'état passif du côté gauche. Mais s'il y a souffrance du côté droit ces mêmes chiffres diagnostiquent l'*hypersthénie hépatique* à l'état actif du côté droit.

N° III

Deux rapports en sus-équilibre gauche diagnostiquent une *hyposthénie hépatique* à l'état passif du côté droit, mais s'il y a souffrance du côté gauche les mêmes chiffres diagnostiquent une *hypersthénie gastrique* à l'état actif du côté gauche.

N° IV

Un premier rapport en sus-équilibre gauche et un deuxième rapport en sous-équilibre gauche diagnostiquent une *hyposthénie gastralgique* à l'état passif du côté gauche, mais s'il y a souffrance du côté droit les mêmes chiffres diagnostiquent une *hypersthénie hépatalgique* à l'état actif du côté droit.

N° V

Un premier rapport en sous-équilibre gauche et un deuxième rapport en sus-équilibre gauche diagnostiquent une *hyposthénie hépatalgique* à l'état passif du côté droit mais s'il y a souffrance à gauche, les mêmes chiffres diagnostiquent une *hypersthénie gastralgique* à l'état actif du du côté gauche.

Nous unifions toutes les formules de la Bioscopie en mettant le centre de la force motrice de la nutrition au creux épigastrique avec l'estomac du côté gauche et le foie du côté droit se faisant équilibre ou déséquilibre.

L'estomac représente tous les organes du côté gauche et le foie tous les organes du côté droit.

Les hyposthéniques gauches sont hypersthéniques droits et *vice versa*.

Les hypersthéniques gauches sont hyposthéniques droits et *vice versa*.

Explication rationnelle de la correspondance dynamique entre l'estomac et la main gauche, le foie et la main droite.

Si le traitement par les Eaux de Vichy est favorable, l'état général bioscopique monte de 50 à 100 o/o pour les maladies de l'estomac ; il descend au contraire de 200 à 100 o/o pour les maladies du foie. Si le traitement est défavorable, l'état des forces bioscopiques s'éloigne du 100 o/o au lieu de s'en rapprocher. Les observations thermales bioscopiques prouvent tous les ans, depuis vingt-cinq ans, que les formules de la Bioscopie donnent la mesure du degré d'amélioration acquis pendant le traitement thermal. Elles nous disent aussi si les Eaux n'ont rien fait ou ont été défavorables. Cette mesure nous est donnée par l'état dynamique des mains. Quels sont donc les liens physiologiques qui peuvent unir l'estomac avec la main gauche et le foie avec la main droite ? Nous ne pouvons les trouver dans l'étude anatomique, chimique, bactériologique et fonctionnelle de ces organes si différents, car ils n'ont à ce point de vue rien de commun. Il faut donc les chercher ailleurs que dans l'anatomie, la chimie, la bactériologie et les fonctions... La Bioscopie les démontre et trouve leur raison d'être dans les concensus des courants nerveux du grand sympathique et des cérébro-spinaux qui unissent instantanément toutes les parties du corps avec une rapidité extraordinaire en mettant les courants nerveux comme trait d'union entre l'estomac et la main gauche, le foie et la main droite. Ces rapports sont bien établis par des formules mathématiques et nos recherches thermales. Ils sont dûs aux courants bilatéraux qui ne sont jamais ou presque jamais égaux à droite et à gauche. Quand le courant de gauche est plus faible que celui de droite, c'est l'estomac qui est hyposthénique et le foie qui est hypersthénique; quand les courants de droite sont plus faibles que ceux de gauche, c'est le foie qui est hyposthénique et l'estomac qui est hypersthénique. Pour s'en convaincre, il suffit de bioscoper le malade à Vichy au commencement, au milieu et à la fin du traitement thermal. En dehors de l'anatomie, du chimisme, du microbisme de la fonctionnalité physiologique, il y a dans le corps quelque chose de plus que la science médicale désigne sous le nom de nerveux. Or jusqu'à nos études sur la Bioscopie la science des nerfs n'avait rien de précis et de bien défini. L'étude des forces bioscopiques et de ses formules mathématiques sont la cause de la nouvelle méthode clinique et thérapeutique pour la spécialité des maladies de l'estomac, du foie et de la nutrition.

Du dynamisme bilatéral à l'état passif et à l'état actif

La Bioscopie explique les conditions biologiques entre l'état passif d'un côté du corps et l'état actif de l'autre côté, désignant ainsi les organes faibles ou malades d'une part, et d'autre part les organes forts.

Pour bien comprendre le mécanisme de l'état bilatéral bioscopique tel que la force motrice le produit, il est essentiel de se pénétrer des réflexions suivantes: La Bioscopie traduit en formules mathématiques le travail qui élabore la sécrétion cutanée; c'est à l'aide de ces formules que la Bioscopie diagnostique le côté des organes faibles et le côté des organes forts. Elle formule quatre sortes de diagnostics:

1° Si le lobe droit du foie ou *le rein droit* sont congestionnés *à l'état passif*, la Bioscopie indique l'état hyposthénique du côté droit et l'état hypersthénique du côté gauche. 2° Si l'estomac ou la rate, ou le lobe gauche du foie, ou *le rein gauche* sont congestionnés *à l'état passif*, la Bioscopie désigne l'état hyposthénique du côté gauche et l'état hypersthénique du côté droit. 3° Si le lobe droit du foie ou *le rein droit* sont congestionnés *à l'état actif*, la Bioscopie diagnostique l'état hypersthénique du côté droit et l'état hyposthénique du côté gauche. 4° Si l'estomac ou la rate, ou lobe gauche du foie, ou *le rein gauche* sont congestionnés *à l'état actif*, la Bioscopie reconnaît l'état hypersthénique du côté gauche et l'état hyposthénique du côté droit.

Tout ce travail d'équilibre et de déséquilibre des lois biologiques s'observe à Vichy pendant le traitement thermal. En effet : 1° Si à l'arrivée à Vichy le malade est atteint d'une congestion passive du lobe droit du foie ou *du rein droit*, la Bioscopie mesure l'hyposthénie droite à un certain nombre de degrés au-dessus de 100 o/o, soit 150 o/o. Quelques jours après elle indique 100 o/o et à la fin 80 o/o. Les eaux de Vichy ont fait subir au foie ou *au rein droit* un travail de décongestion qui l'a fait passer de l'état passif à l'état actif, pour assurer le rétablissement de l'équilibre dynamique entre les deux côtés du corps. 2° Si à l'arrivée à Vichy le malade est atteint d'une congestion passive de l'estomac ou de la rate, ou du lobe gauche du foie, ou *du rein gauche*, la Bioscopie mesure l'hyposthénie gauche avec un certain nombre de degrés au-dessous de 100 o/o, soit 66 o/o. Quelques jours après, elle indique 100 o/o et à la fin du traitement 130 o/o. Les Eaux de Vichy ont fait subir à l'estomac ou à la rate, ou au lobe gauche du foie, ou au *rein gauche* un travail de décongestion qui a fait passer ces organes de l'état passif à l'état actif pour arriver au rétablissement de l'équilibre bilatéral. Il est donc indispensable de se bien pénétrer de ces lois pour l'étude et la pratique de la Bioscopie dans la spécialité des maladies gastriques ou hépatiques, soit que l'on subisse le traitement par les Eaux de Vichy ou par une médication quelconque.

De l'état passif et de l'état actif bioscopique

Comment faut-il diagnostiquer ?

1° La gastrite passive de l'hépatite active.
2° La gastrite active de l'hépatite passive.

3° La gastralgie passive de l'hépatalgie active.

4° La gastralgie active de l'hépatalgie passive.

Diagnostic de l'état passif. 1° Le diagnostic de l'état passif gauche gastrique, et de la faiblesse passive des organes du côté gauche se fait par le sous-équilibre gauche 80 o/o, 75 o/o, 66 o/o, 50 o/o.

2° le diagnostic de l'état passif droit hépatique, et de la faiblesse passive des organes du côté droit se fait par le sus-équilibre gauche, 125 o/o, 133 o/o, 150 o/o, 200 o/o

Diagnostic de l'état actif 1° si le malade présente une des formules du sous-équilibre du côté gauche de 100 à 50 o/o et qu'il sente tout son mal du côté droit, sans rien éprouver du côté gauche, il faut diagnostiquer *l'hépatite active* en sus-équilibre du côté droit de 100 à 200 o/o.

2° Si le malade présente une des formules du sus-équilibre du côté gauche de 100 à 200 o/o, cela devrait indiquer *l'hépatite passive*, ces formules, comme nous l'avons dit plus haut, étant assimilées au sous équilibre du côté droit. Toutefois, si le malade accuse son mal du côté gauche sans rien éprouver du côté droit il faut, par exception, diagnostiquer la *gastrite active* en sus-équilibre du côté gauche, et non l'hépatite passive. C'est un cas à part de la technique bioscopique.

Remarque

Quand faudra-t-il mettre à la place du diagnostic de l'hyposthénie celui de l'hypersthénie ? C'est-à-dire quand faudra-t-il diagnostiquer une hépatite à l'état actif à la place d'une gastrite à l'état passif, ou une gastrite active à la place d'une hépatite passive ?

Si la formule bioscopique diagnostique l'hyposthénie gastrique et que le malade se plaigne du côté droit, du côté du foie, il faudra considérer l'hypersthénie droite comme dominatrice et diagnostiquer l'hépatite à l'état actif. Et cela d'après la loi physiologique de la bioscopie qu'il n'y a pas d'hyposthénie sans hypersthénie ; on reconnaîtra de la même façon la gastrite à l'état actif à la place d'une hépatite à l'état passif.

Pronostic par les moyennes bioscopiques

Maladies de l'estomac; 1er degré : Ecart d'équilibre de 100 à 80 o/o, pronostic favorable. 2e degré : Ecart d'équilibre de 80 à 66 o/o, pronostic incertain variable. 3e degré : Ecart d'équilibre au dessous de 66 o/o pronostic poussée nerveuse.

Maladies du foie : 1er degré : Ecart d'Equilibre de 100 à 125 o/o, pronostic favorable. 2° degré : Ecart d'équilibre de 125 à 150 o/o, pronostic incertain variable 3e degré ; Ecart d'équilibre au-dessus de 150 o/o, pronostic poussée nerveuse.

Les indications du pronostic bioscopique

De 80 à 125 o/o, pronostic favorable, médication expectante ; de 80 à 66 o/o, de 125 à 150, pronostic incertain variable, médication dépurative et hydro-minérale. Au dessous de 66 o/o et au-dessus de 150 o/o pronostic de poussée nerveuse, médication calmante,

IV

BIOTHÉRAPIE THERMALE

100 pour 100 Equilibre. De 100 à 50 o/o, sous-équilibre. De 100 à 200 o/o, sus-équllibre.

De 80 à 125 o/o le dynamisme et normal et favorable

De 80 o/o à 66 o/o est de 125 o/o à 150 o/o le dynamisme est variable et incertain.

Au dessous de 66 o/o c'est une poussée nerveuse passive du côté gauche, active du côté droit.

Au-dessus de 150 o/o, c'est une poussée nerveuse passive du côté droit, active du côté gauche.

Le passage du sous-équilibre au sus-équilibre, et le passage du sus-équilibre au sous-équilibre, indiquent un *résultat favorable* du traitement.

Tout traitement favorable rapproche le dynamisme de l'équilibre ; celui qui est défavorable l'en éloigne. Les sous-équilibrés doivent hausser et les sus-équilibrés doivent baisser. Les équilibrés doivent rester stationnaires.

Traitement favorable ou défavorable de la saison de Vichy

Observations biothérapiques

Formule n° 1

Issosthénie

M. — Diagnostic classique..... Bien portant.

1re Epreuve : $\frac{\text{m. g. } 5 = 100}{\text{m. d. } 5 = 100}$ Rapport 100 0/0

2me Epreuve : $\frac{\text{m. g. } 5 = 100}{\text{m. d. } 5 = 100}$ Rapport 100 0/0

Total..... 200 0/0

Moyenne ou force vitale bioscopique 100 0/0.

Formule n° 2

hypo-gastrite ou hyper-hépatite

M. M... — Diagnostic classique : Ictère chronique, suite de coliques hépatiques.

1er juillet, commencement du traitement, 1896.

1re Epreuve : $\frac{\text{m. g. } 3 = 60}{\text{m. d. } 5 = 100}$ Rapport : 60 0/0

2e Epreuve : $\frac{\text{m. g. } 3 = 75}{\text{m. d. } 4 = 100}$ Rapport 75 0/0

135 0/0

Force vitale, C T. Moyenne 67 0/0.

25 juillet, fin du traitement, 1896.

1re Epreuve : $\frac{\text{m. g. } 9 = 90}{\text{m. d. } 10 = 100}$ Rapport 90 0/0

2e Epreuve : $\frac{\text{m. g. } 14 = 108}{\text{m. d. } 13 = 100}$ Rapport 108 0/0

198 0/0

Force vitale, F T. Moyenne 99 0/0.

Résultat de la médication : Favorable.

Formule n° 3

hypo-hèpatite ou hyper-gastrite

Mlle R... — Diagnostic classique : Dyspepsie bilieuse

1er août, commencement du traitement 1896

1re Epreuve : $\frac{\text{m. g. } 13' = 130}{\text{m g. } 10' = 100}$ Rapport 130

2e Epreuve : $\frac{\text{m. g. } 19' = 216}{\text{m. d. } 6' = 100}$ Rapport $\frac{216}{346}$

Force vitale, C T. 173 0/0

21 août, fin du traitement 1896

1re Epreuve : $\frac{\text{m. g. } 14 = 108}{\text{m. d. } 13 = 100}$ Rapport 108

2e Epreuve : $\frac{\text{m. g. } 13 - 86}{\text{m. d. } 15 = 100}$ Rapport $\frac{86}{194}$

Force vitale, F T. 97 0/0

Résultat de la médication : Favorable.

Formule n° 4

hypo-gastralgie ou hyper-hèpatalgie

Mme E.-C. — Diagnostic classique : Rhumatisme nerveux goutteux.

1er septembre commencement du traitement 1896

1re Epreuve : $\frac{\text{m. g. } 20 = 250}{\text{m. d. } 8 = 100}$ Rapport 250

2e Epreuve : $\frac{\text{m. g. } 7 = 87}{\text{m. d. } 8 = 100}$ Rapport $\frac{87}{337}$

Force vitale, C T. 168 0/0

22 septembre, fin du traitement 1896

1re Epreuve : $\frac{\text{m. g. } 4 = 133}{\text{m. d. } 3 = 100}$ Rapport 133

2e Epreuve : $\frac{\text{m. g. } 5 = 100}{\text{m. d. } 5 = 100}$ Rapport $\frac{100}{233}$

Force vitale, F T. 116 0/0

Résultat de la médication : Favorable.

Formule n° 5

Hypo-hépatalgie ou hyper-gastralgie

Mme P... — Diagnostic classique : Colique hépatique nerveuse rhumatismale.

1er juin, commencement du traitement 1896

1re Epreuve : $\frac{\text{m. g. } 8 = 66}{\text{m. d. } 12 = 100}$ Rapport 66

2e Epreuve : $\frac{\text{m. g. } 24 = 200}{\text{m. d. } 12 = 100}$ Rapport $\frac{200}{266}$

Force vitale, C T. 133 0(0

25 juin, fin du traitement 1896

1re Epreuve : $\frac{\text{m. g. } 8 = 50}{\text{m. d. } 16 = 100}$ Rapport 50

2e Epreuve : $\frac{\text{m. g. } 10 = 100}{\text{m. d. } 10 = 100}$ Rapport $\frac{100}{150}$

Force vitale, F T. 75 0)0

Résultat de la médication : Favorable

Quatre cent quarante-cinq observations Biothérapiques

Ces *quatre cent quarante-cinq observations Biothérapiques* ont été prises en 10 ans à Vichy et publiées en 1890 dans un mémoire intitulé : *Mesure du degré de réaction favorable ou défavorable de la médication thermale de Vichy, par la méthode dermoscopique du docteur Collongues :* Imp. Paul Vexenat, Vichy.

Voici comment il faut reconstituer ces observations pour les lecteurs :

1890 Obs. 1. Mme Martin, diabétique C. 64, 116, m. 91 0/0 *Formule n° 5.*
Fin, 66, 136. m. 101 0/0 *Favorable.*

Allez à la fin de cet ouvrage au tableau hyposthénie et hypersthénie du côté gauche.

64 0/0 est le rapport de $\frac{\text{m. g. } 9}{\text{m. d. } 14}$ — 116 0/0 est le rapport de $\frac{\text{m. g. } 22}{\text{m. d. } 19}$

Moyenne 91 0/0

1889 Obs. 1. M. Howel, hepatique, C. 158, 122 m 140 0/0 *Formule n° 3.*
Fin. 108, 88 m. 99 0/0 *Favorable.*

Allez au tableau hypersthénie gauche à la fin de cet ouvrage.

158 0/0 est le rapport de $\frac{\text{m. g. } 19}{\text{m. d. } 12}$ — 88 0/0 est le rapport de $\frac{\text{m. g. } 8}{\text{m. d. } 9}$

Moyenne des deux rapports 140 0/0

1888 Obs. 1. M. Ducrous, dyspeptique, C. 60, 38 m. 50 0/0 *Formule n° 2.*
Fin. 77, 100 m. 89 0|0 *Favorable.*

Allez au tableau hyposthénie gauche à la fin de cet ouvrage.

60 0|0 est le rapport de $\frac{\text{m. g } 6}{\text{m. d. } 10}$ — 38 0|0 est le rapport de $\frac{\text{m. g. } 7}{\text{m. d. } 18}$

Moyenne des deux rapports de 50 0|0

1887 Obs. n° 20 Mme Olivier, diabétique C. 142, 70, m. 106 0|0 *Formule n° 4*
Fin. 90, 100, m. 95 0|0 *Favorable.*

Allez au tableau hypersthénie et hyposthénie du côté gauche.

142 0|0 est le rapport de $\frac{\text{m. g. } 20}{\text{m. d. } 14}$ — 70 0|0 est le rapport de $\frac{\text{m. g. } 7}{\text{m. d. } 10}$

Moyenne des deux rapports 106 0|0

Nous venons de donner la reconstitution des formules n° 5, n° 3, n° 2, n° 4.

Nous croyons qu'il n'est pas nécessaire de poursuivre ce travail qui est le même pour chaque observation en particulier.

La Biothérapie de l'avenir

Nous espérons que les futurs disciples de la Biothérapie *Bioscopique* appliquée à la matière médicale étudieront les actions dynamiques de nos différents agents thérapeutiques sur le dynanisme de l'estomac, du foie et de la nutrition bilatérale. Une des premières études à entreprendre serait celle du mode d'action de la digitale sur le dynamisme du cœur et de la nutrition.

Il serait à désirer qu'on multipliat à l'infini cette orientation nouvelle pour le progrès de la médecine positive, en spécifiant le mode d'action, de la Belladonne, des iodures, des bromures, de l'huile de foie de morue et de tous les phosphates, de l'arsenic, de l'opium, de la strychnine, etc., etc., d'après notre nouvelle méthode dynamique clinique, thérapeutique et mathématique.

Mode d'action des Eaux de Vichy sur le dynamisme de l'estomac, le foie et la nutrition bilatérale.

Tous nos travaux de Bioscopie, poursuivis avec ténacité nous prouvent qu'il faut diriger la Cure thermale en agissant sur le grand sympathique et non sur le sang. On pourrait appeler le grand sympathique le tisserand de chaque organe en particulier et de leur fonctionnabilité locale, bilatérale et générale. Les Eaux de Vichy ont une action directe sur le réseau des nerfs de la digestion et de la nutrition. Or, il n'est pas besoin pour obtenir un bon résultat des Eaux de boire beaucoup parce que leur action sur le grand sympathique suffit pour faire une bonne Cure thermale. Il faut, au contraire, boire peu et par petits coups répétés parce que si on boit trop, c'est-à-dire à forte dose on agit sur le sang qui se lave trop et s'affaiblit. La bioscopie thermale de Vichy a ainsi trouvé scientifiquement et expérimentalement la solution du problème que la Science cherchait depuis longtemps, problème qui consiste à admettre qu'il faut agir pendant la Cure thermale sur le grand sympathique et non sur le sang.

Le dosage de la sécrétion cutanée des mains donne la mesure mathématique de la nutrition du corps par sa dénutrition, et dans cette balance incessante du départ de la nourriture usée sortant par la peau, nous arrivons à déterminer le côté faible et le côté de l'organe malade.

Les Eaux de Vichy guérissent par leurs propriétés physiques, digestives, chimiques et vitales. Elles doivent leurs propriétés digestives à la grande quantité de gaz acide carbonique qu'elles contiennent. Elles doivent leurs propriétés chimiques à leur alcalinité, dont le bicarbonate de soude forme la base principale. Elles doivent leurs propriétés vitales à une force spéciale : la force d'équilibration.

Sous l'influence de la boisson des Eaux de Vichy, le travail mécanique du côté droit et du côté gauche s'égalise dans l'espace de quatorze à vingt-huit jours. Cette équilibration générale des forces sous l'influence des Eaux de Vichy rend aux sécrétions l'harmonie générale qui leur faisait défaut avant la Cure.

La guérison des maladies en une saison est la conséquence de l'équilibration de toutes les fonctions et de la lessive alcaline. La bioscopie seule par le travail mathématique de la peau à droite et à gauche, modifiée par la Cure thermale, permet de suivre, chez chaque malade en particulier, les progrès de la guérison, l'amélioration ou l'insuffisance du traitement.

La Bioscopie met en lumière des faits que la chimie est impuissante à expliquer. Pour certains les Eaux de Vichy affaiblissent, et pour d'autres elles fortifient. Les Médecins qui exercent à Vichy ne peuvent avoir que cette dernière opinion, tant elle est évidente pour ceux qui voient ces Eaux produire autant de bien aux anémiques qu'aux pléthoriques. Du reste, les Médecins qui considèrent Vichy comme débilitant, sont les premiers à y envoyer pour les coliques hépatiques, sans s'inquiéter si les personnes, qui en sont atteintes sont anémiques ou pléthoriques.

Nous possédons depuis 1873 jusqu'à 1896 dix mille observations prises avec le Bioscope sur des personnes de tout ordre. Nous avons trouvé tous les ans les mêmes résultats.

La force des Eaux rappelle le rétablissement de l'harmonie et l'équilibre des forces organiques par l'équilibration des deux courants nerveux bilatéraux. Le Bioscope détermine mathématiquement au début du traitement le déséquilibre de la sécrétion cutanée, et, à la fin du traitement le rétablissement de l'équilibre.

Nous pouvons assurer qu'avec une bonne méthode de traitement, les Eaux de Vichy fortifient le malade par la bonne répartition des nerfs et du sang entre le côté droit et le côté gauche.

L'équilibre dynamique général, bilatéral et local se rétablit sous l'influence thermale.

Pourquoi les Eaux de Vichy sont-elles quelquefois dangereuses ?

La Bioscopie en donne la raison suivante: l'hyposthénie se porte du côté des organes forts et l'hypersthénie du coté des organes faibles. Dans ce cas, la faiblesse devient double : elle est dans les deux cotés du corps, elle est générale, D'un coté elle est produite par l'état actif des organes malades et de l'autre par l'état passif des organes bien portants. Les formules mathématiques de la Bioscopie prises à Vichy avant, pendant et aprés le traitement thermal, ne nous laissent aucun doute à cet égard. Elles prouvent que l'hyposthénie des organes malades passe aux organes sains. Si ce renversement d'équilibre est trop brusque et trop rapide, il peut donner lieu à une syncope ou à de graves accidents inopinés soit à Vichy soit en rentrant chez soi. Il y a donc nécessité pour le malade de modérer son désir de boire beaucoup et pour le médecin de pratiquer la Bioscopie pour prescrire les quantités d'eaux qu'il faut doser mathématiquement selon les formules du vitalisme bioscopique.

Supposons un malade atteint de cancer à l'estomac. Les Eaux de Vichy ne peuvent pas le guérir. Nous en avons eu plusieurs cas à soigner ; et nous avons trouvé au commencement du traitement 66 o/o, au milieu 100 o/o à la fin 150 o/o. Dans ce renversement d'équilibre dynamique bilatéral le cancer est resté incurable à gauche et l'hyposthénie a passé du coté gauche au coté droit. Le traitement de Vichy n'a fait qu'ajouter une nouvelle faiblesse à la première. D'où l'emploi de ces Eaux se trouve quelquefois dangereux.

La Bioscopie et la Biothérapie prouvent que toutes les maladies sont solidaires du dynamisme de l'estomac, du foie et de la nutrition bilatérale.

Les formules de la Bioscopie peuvent servir de guide au dynamisme de toutes les maladies, quelles que soient leur origine et leur caractère.

Les maladies de la nutrition se nomment : le rhumatisme, la goutte, le diabète, l'albuminurie, les névroses du grand sympathique, l'herpétisme, l'obésité. Nous prenons pour exemple le diabète que nous diagnostiquons ;

Formule n° 2 : Diabète gastrique.
Formule n° 3 : Diabète hépatique.
Formule n° 4 : Diabète nerveux gastralgique.
Formule n° 5 : Diabète nerveux hépatalgique.

Nous désignons de même façon le diagnostic bioscopique du rhumatisme, de la goutte, de l'albuminurie, des névroses trophiques, de l'herpétisme, de l'obésité ou de tout autre maladie.

L'enseignement classique du diagnostic des maladies se fait par la percussion, l'auscultation, l'examen organique et la fonctionnalité de chaque organe en particulier, l'analyse des urines, le thermomètre, le pouls, le smygmographe, l'examen microscopique. On néglige aujourd'hui tout à fait l'état biologique des forces de l'état bilatéral.

L'enseignement bioscopique vient combler cette lacune.

Dans la description et l'étude *d'une maladie quelconque* le spécialiste bioscopiste commence par énumérer tous les signes qui constituent le diagnostic classique connu de tous les médecins, et puis il consacre *le diagnostic bioscopique de l'état bilatéral* du malade par les formules mathématiques de la bioscopie *indépendantes* de tout jugement préconçu. Si le diagnostic classique est celui de l'albuminurie, du diabète ou de la goutte, etc., etc., les formules de la bioscopie les diagnostiquent comme nous venons de l'expliquer et la Biothérapie indique le mode d'action favorable ou défavorable de la médication mise en usage.

La Bioscopie fournit un signe certain de la vie et comme conséquence son absence un signe certain de la mort.

Nous renvoyons à notre mémoire publié en 1874 par MM. Baillière et fils pour tous les détails et toutes les expériences bioscopiques sur le signe certain de la mort réelle On y trouvera développée cette pensée que pour connaître le signe certain de la mort, il faut avant tout connaître le signe certain de la vie. La dermométrie nous révèle ce signe par le mouvement de la sécrétion cutanée après la mort. Tant que son mouvement se traduira, on ne pourra pas dire que la mort soit réelle. L'arrêt seul du Bioscope placé sur le cadavre deviendra le signe de la mort réelle par la fin de tout travail organique et fonctionnel de la peau : c'est-à-dire par la suspension complète et définitive de toute dépense organique et fonctionnelle dans la trame des tissus désormais rendus aux lois ordinaires des corps inorganiques.

V

PRINCIPES DE LA BIOSCOPIE

L'unité de la vie est un rapport d'équilibre dans la répartition bilatérale de la force motrice de la nutrition.

Or, s'il y a unité dans la vie, il y a unité dans le mode d'action de toutes les forces qui la composent. Ces forces sont multiples, connues ou inconnues ; les principales sont physiques, chimiques, mécaniques, nerveuses, électriques, sanguines, lymphatiques, digestives, respiratoires, circulatoires, sécrétoires, cellulaires, musculaires, osseuses, etc., etc. S'il y a unité dans le mode d'action de toutes ces forces, cette unité ne peut résulter que d'une seule et même cause, confondue et mêlée à tout le ravail fonctionnel, organique et animal. Cette cause unique est pour le Bioscopiste *la Vibration ;* tout comme pour le physicien, la vibration est cause du son, de la lumière et probablement de la chaleur et de l'électricité. La vibration dans le mouvement de la vie, telle est la cause première de la force motrice de la nutrition et du vitalisme général, bilatéral et local.

De la recherche des lois de l'unité de la vie

Obsédé par l'idée d'appliquer au diagnostic la méthode mathématique et de remplacer le système expectant par la voie expérimentale, M. le Dr Collongues a consacré sa vie à l'étude de deux problèmes dont la solution constitue pour la science et la physiologie une invention de la plus grande utilité : la *Dynamoscopie* et la *Bioscopie.*

La Dynamoscopie *donne le moyen de connaître l'intensité des courants nerveux de la vie de relation par la vibration musculaire animée par les nerfs du cerveau et de la moelle.*

La Bioscopie *donne les lois mathématiques des courants de la vie de nutrition bilatérale par les vibrations des glandes cutanées des mains, sous la dépendance du grand sympathique.*

Ces découvertes qui permettent à la médecine de constater avec une rigueur mathématique les transformations successives de la machine humaine, devaient trouver une application avantageuse dans la surveillance d'une cure thermale ou d'une médication quelconque.

Les Eaux de Vichy exercent sur la nutrition une action des plus énergiques. En 21 jours, elles opèrent la décongestion du foie : C'est assez dire combien leur absorption a besoin d'une grande surveillance, afin d'éviter les inconvénients graves qui pourraient entraîner pour l'organisme une modification trop rapide.

Avec la *Bioscopie,* la surveillance est très facile.

Le médecin bioscope son malade à l'arrivée et au départ. Il constate l'action thermale sur la vie du grand sympathique et les modifications hydro-thermales que ce nerf imprime à l'état général.

De même que le mécanicien connaît la pression de la vapeur contenue dans la chaudière de sa machine par la simple lecture du manomètre placé sous ses yeux et modifie, à sa volonté, la pression en activant ou modérant le foyer ; de même le médecin avec le bioscope suit l'effet des eaux et accélère ou diminue leur action en réduisant ou augmentant les quantités à absorber, ou en changeant les sources.

Il est facile de comprendre les avantages de cette méthode et le jour n'est pas loin où la Bioscopie prendra le rang qui lui est dû dans les sciences médicales, parce qu'elle ne s'occupe que de l'étude de la force motrice de la nutrition dans ses manifestations fonctionnelles, et que la vie est supérieure à tout.

Résumé du progrès médical par la Dermo-Bioscopie

La Bioscopie a pour objet l'étude mathématique de l'état général des forces sans l'interrogatoire du malade.

L'expression de Bioscopie nous tiendra lieu de dermo-bioscopie.

Nous prions nos lecteurs de vouloir bien remarquer que nos recherches médicales inaugurent en médecine une ère nouvelle d'expérimentation en introduisant dans la pratique des formules mathématiques pour le diagnostic de l'état général des forces sans l'interrogatoire du malade.

La Bioscopie classe les maladies, leur pronostic et leur traitement d'après l'équilibre des forces qui parcourent les deux côtés du corps.

Nous synthétisons ces forces sous le nom de courants nerveux bioscopiques. Nous les mesurons par la différence d'intensité des courants sécrétoires cutanés, entre la main droite et la main gauche, à température égale.

Toutes nos observations affirment : 1° qu'il y a un courant bioscopique plus faible d'un côté que de l'autre ; 2° que le courant faible de la main gauche est proportionnellement plus fort de la main droite et *vice versa* ; 3° que les courants faibles de la main gauche sont en même temps faibles pour la fonctionnalité de tous les organes du côté gauche et que tous les organes faibles du coté droit ont en même temps les courants faibles de la main droite

Nous pouvons, grâce à la méthode dermoscopique mesurer l'intensité des forces vitales et déterminer par des formules précises ;

1° Le diagnostic de l'état général ;

2° Le pronostic de l'écart d'équilibre ;

3° Reconnaître le traitement favorable ou défavorable selon le plus ou moins de rapprochement ou d'éloignement de l'équilibre

De la Bioscopie

La Bioscopie distingue : 1° les courants de la vie de nutrition ; 2° ceux de la vie de relation 3° et l'union réciproque de ces deux forces vitales.

Nos recherches sur l'unité de la vie par la Dermoscopie nous permettent de comparer, entre les deux côtés du corps, les deux sortes de vitalités normales qui par leurs combinaisons mathématiques nous rendent propre à jouir :

1° De la vie de nutrition par les nerfs grands sympathiques ;

2° De la vie de relation par les nerfs cérébro-spinaux ;

Nous étudions la vie de nutrition par la bioscopie dermoscopique, c'est-à-dire par le travail de la sécrétion cutanée animée par les nerfs. Il faut comparer le travail de la main droite avec celui de la main gauche. Nous trouvons ainsi les lois de l'équilibre et du déséquilibre des forces organiques mues par le grand sympathique.

Nous étudions la vie de relation par la bioscopie dynamoscopique, c'est-à-dire par le travail des vibrations musculaires animées par les nerfs. Les sons qui en résultent au bout des doigts sont comparés entre l'indicateur du côté droit et celui du côté gauche.

Nous trouvons ainsi par les lois de l'acoustique les intervalles de l'équilibre et du déséquilibre des forces animales cérébro-spinales. Les équilibres et les déséquilibres de notre double vitalité expriment en chiffres les différents degrés de l'union de la vie de nutrition et de la vie de relation.

L'étude de ces deux forces unifiées par la bioscopie nous permet de reconnaître que les expressions *constitution et tempérament*, sont synonymes et que les degrés de la force et de la faiblesse sont gradués de 50 à 100 0/0 pour les organes faibles du côté gauche et de 100 à 200 0/0 pour les organes faibles du côté droit. Les données mathématiques des découvertes de la bioscopie constituent un progrès sur les méthodes anciennes et les indications de cette nouvelle science sont de trois sortes :

1° Définition de la constitution et du tempérament par le degré de force et de faiblesse ;

2° Diagnostic différentiel du dynamisme de l'estomac, du foie et de la nutrition bilatérale ;

3° Indications du traitement et du régime à suivre.

De la vie de nutrition par les nerfs grands sympathiques

La Bioscopie trouve que les courants de la vie de nutrition sont directs et non entrecroisés.

La Coordination de l'assimilation et de la désassimilation est dirigée par les forces nerveuses du grand sympathique dont le réseau inextricable n'a jamais pu être débrouillé et auquel on reconnaît beaucoup de ganglions nerveux. Les plus forts sont au centre de la région épigastrique. Nous croyons que le travail de la digestion produit le sang par le chyle et le chyme, et que les actes chimiques de la fonctionnalité abdominale et thoracique sont cause des courants nerveux bioscopiques qui parcourent les nerfs du grand sympathique. La Bioscopie démontre que ces courants bilatéraux sont directs et non entrecroisés. Les courants sécrétoires de la main droite animent directement tous les organes du côté droit et ceux de la main gauche sont les mêmes que ceux qui animent les organes du côté gauche. Leurs rapports sont toujours proportionnels en plus d'un côté en moins de l'autre. Les formules mathématiques de la Bioscopie établissent la classification : 1. *Des personnes faibles stables et instables ; 2. Des personnes fortes stables et instables*. Cette classification repose sur la répartition des courants sécrétoires cutanés comparés entre les deux mains. Le courant sécrétoire faible de la main gauche par rapport au courant fort de la main droite désigne *la classe des personnes faibles*. Le courant sécrétoire fort de la main gauche et faible de la main droite *désigne la classe des personnes fortes*

Dans la classe des personnes faibles, *la stabilité* se reconnaît à ce caractère que la première et la deuxième épreuve de la formule bioscopique ont deux fois les courants sécrétoires cutanés plus faibles à la main gauche qu'à la main droite.

Dans cette classe, l'*instabilité nerveuse* a un signe particulier. La première épreuve de la formule est au-dessus de l'équilibre 100 pour 100 ; et la deuxième épreuve est au-dessous. Dans ce cas d'instabilité, la deuxième épreuve indique la faiblesse des organes du côté gauche et la première épreuve démontre l'impressionnabilité trop vive du sujet. Dans la classe des personnes fortes *la stabilité* se reconnaît à ce caractère que la première et la deuxième épreuve de la formule bioscopique ont deux fois les courants sécrétoires cutanés plus forts à la main gauche qu'à la main droite. Dans cette classe, l'*instabilité nerveuse* a une formule spéciale. La première épreuve a un rapport au-dessous de l'équilibre, la deuxième épreuve est au-dessus de l'équilibre 100 o/o. Dans ce cas d'instabilité, la deuxième épreuve désigne les organes faibles du côté droit et la première épreuve indique une impressionnabilité trop vive du sujet.

Toutes les forces biologiques du corps humain sont considérées par la Bioscopie comme sujettes aux mêmes lois de l'équilibre stable et instable.

De la vie de relation par les nerfs du cerveau et de la moelle

La Bioscopie dynamoscopique prouve que les courants de la vie de relation sont entrecroisés et non directs.

Le mouvement et la sensibilité produisent par l'action des nerfs, du cerveau et de la moelle la vibration musculaire insensible, l'impresionnabilité de la peau et la délicatesse des sens. C'est dans les nerfs cérébro-spinaux que réside la force motrice et sensible. L'une est centrifuge et l'autre centripète.

Nous n'avons pas à résoudre ici comment se produit cette puissance dynamique d'un ordre si élevé et si précieux. La Bioscopie dynamoscopique constate que les courants nerveux qui font vibrer les muscles sont entrecroisés et non directs. Elle mesure la force de ces courants par la différence d'intensité des sons musculaires des deux indicateurs. Leurs intervalles donnent les accords et les désaccords de la gamme musculaire. Cette étude est fort importante pour apprécier les différents degrés d'une paralysie. La cessation du bruit musculaire d'un côté ou bien seulement la trop grande gravité de ces sons indique qu'il faut chercher la cause de la maladie dans les centres nerveux du côté opposé. Dans l'hémiplégie causée par une hémorrhagie cérébrale, le bruit musculaire cesse du côté opposé à l'hémisphère cérébral atteint de congestion.

De l'unité de la vie de nutrition et de la vie de relation

La Bioscopie admet que les courants de la vie de nutrition en passant au cerveau vont 1° ceux du cerveau gauche au côté droit ; 2° ceux du cerveau droit au côté gauche.

La Bioscopie dermoscopique qui nous enseigne les lois de la vie de nutrition bilatérale explique l'union de celle-ci avec la vie de relation de la manière suivante. Si les courants de l'assimilation et de la désassimilation ont un quart de force de moins du côté gauche et un quart de plus du côté droit, le cerveau gauche qui se nourrit à la façon de la moitié gauche du corps a un degré de faiblesse représentée par un quart de moins que le cerveau droit. Le cerveau droit qui se nourrit à la façon de la moitié droite du corps a un degré de force représentée par un quart de plus que le cerveau gauche.

Or, les nerfs du cerveau et de la moelle sont entrecroisés ; il y a donc obligation à ce que les courants nerveux du cerveau gauche affaiblissent d'un quart le côté droit du corps en même temps que les courants nerveux du cerveau droit fortifient d'un quart le côté gauche du corps. L'entrecroisement des fibres cérébro-spinales et de la force nerveuse est donc la conséquence de l'inégalité des courants directs de la vie de nutrition.

Les lois de la vie de relation deviennent ainsi régularisatrices et pondératrices de toutes les forces vitales qui concourent à la vie de nutrition, peu importe qu'elles soient chimiques, mécaniques, électriques, magnétiques, etc., etc.

La vie de relation complète ainsi la vie de nutrition. L'unification des deux systèmes nerveux se produit par une loi de coordination réunissant toutes les forces de la nature dans le mécanisme humain.

Cette union forme un cercle sans fin qui se renouvelle sans cesse.

La Dynamométrie et la Dynamoscopie ; la Chaleur vitale et la Bioscopie ; la Gaucherie et la Droiterie

La dynamométrie est une science distincte de la dynamoscopie. La dynamométrie mesure la force musculaire qui soulève un poids.

La dynamoscopie se rend compte des courants nerveux musculaires par la gamme des sons entendus au bout des doigts.

La Bioscopie prouve que la chaleur vitale est indépendante du plus ou moins de sécrétion cutanée des mains chaudes.

On rencontre des mains chaudes et sèches. On rencontre aussi des mains froides et humides. Cela provient de ce que la chaleur vitale ne produit pas l'état hygrométrique des mains.

Toutes les études physiologiques et pathologiques de la Bioscopie démontrent que la sécrétion cutanée est occasionnée par les nerfs de la vie de nutrition et de la vie de relation.

La dermoscopie est une science distincte de la gaucherie et de la droiterie. Sur 100 personnes, un tiers a moins de sécrétion cutanée de la main gauche que de la main droite ; un tiers en a plus à gauche qu'à droite ; un tiers en a tantôt plus, tantôt moins du même côté. Or, il n'y a presque pas de gauchers. Presque tout le monde est droitier. La droiterie dépend de l'éducation et de l'habitude qu'on donne à l'homme dès l'enfance de se servir de préférence de la main droite plutôt que de la main gauche.

Des Rapports mathémathiques de la Bioscopie avec l'unité vitale

La Bioscopie démontre que les deux courants organiques et animaux agissant biilatéralement produisent un rapport mathémathique qui forme l'unité vitale. Elle croit que ces rapports ont pour centre le point d'entrecroisement des cellules cérébro-spinales.

Ces rapports sont la preuve mathémathique de l'union des nerfs grands sympathiques et cérébro-spinaux. Le grand sympathique prend sa vitalité dans le travail de la digestion, de la nutrition, de la respiration et de la circulation sanguine. De là résulte l'assimilation et la désassimilation. La vie de nutrition est bilatérale moitié droite, moitié gauche. Les courants dont elle est animée sont directs et non entrecroisés mais presque toujours plus faibles d'un côté que de l'autre, rarement ils sont égaux : Ces courants arrivent dans le cerveau pour le nourrir et s'y transformer en courants animaux de la vie de relation. Régénérés avec de nouvelles propriétés, ces mêmes courants s'entrecroisent de manière à ce que les courants du cerveau gauche passent dans les muscles du côté droit et les courants du cerveau droit dans les muscles du côté gauche. Les courants faibles diminuent les courants forts et ceux-ci augmentent les faibles.

De là une loi de compensation et de proportionnalité pondératrice, entre la vie de nutrition et la vie de relation qui produit l'équilibre général, l'harmonie et l'unité vitale.

Comme cela semble indiqué, la vie de nutrition se trouve presque toujours dominatrice et les courants organiques restent inclinés plus lourds et plus lents d'un côté, par rapport à l'autre. Ces efforts de la vie de relation pour relever le côté faible et abaisser le côté fort sont incessants.

Cela produit dans l'équilibre général une grande mobilité dans le système nerveux et un caracère d'impressionnabilité et d'indiscipline qui rend la science médicale fort difficile, l'expérience trompeuse, et lui enlève ce caractère de précision que possèdent les autres sciences.

La vie d'inconstance et de nervosité se trouve être une loi de la nature humaine, laquelle explique la lutte si fréqnente du physique et du moral et réciproquement.

Malgré les répartitions si variables de la vie de nutrition et de la vie de relation, les rapports mathématiques de la Bioscopie font comprendre comment se produit l'unité vitale en action. En effet, d'aprés les lois de l'équilibre proportionnel bilatéral, si on fixe à 100 les chiffres trouvés de la main droite, quels qu'ils soient, ceux de la main gauche varieront proportionnellement à 100. Ce dernier chiffre servira donc de dénominateur commun pour graduer les degrés du dynamisme bioscopique.

S'il y a égalité de force à droite et à gauche, ce sera 100 pour 100. Si la faiblesse est à gauche de moitié, d'un tiers, d'un quart, d'un cinquième, elle sera représentée par les chiffres 50 o/o ; 66 o/o ; 75 o/o ; 80 o/o.

Si la faiblesse est à droite d'un cinquième, d'un quart d'un tiers, du double, elle sera représentée par 125 o/o, 133 o/o ; 150 o/o ; 200 o/o.

Les degrés de l'échelle bioscopique forment ainsi les degrés du dynamisme, c'est-à-dire les différents degrés du cœfficient vital de la dénutrition cutanée.

Les personnes faibles gauche et fortes droite sont comprises de 50 à 100 o/o. Les personnes fortes gauches et faibles droites de 100 à 200 o/o. De 50 à 100 o/o, les organes faibles sont du côté gauche et de 100 à 200 o/o du côté droit.

Le Bioscopisme ou Vitalisme ou dynamisme Bioscopique

La Bioscopie professe la doctrine mathématique de la trinité vitale formée d'une seule et même force en trois termes différents.

Le Bioscopisme est une nouvelle doctrine médicale née de la méthode dynamoscopique et dermoscopique. Ses disciples considèrent l'unité de la vie comme un rapport mathématique entre les deux termes d'une fraction, dont l'un représente toutes les forces actives du côté droit, faisant *dénominateur*, toujours fixe à 100, quelque chiffre qui se présente, et dont l'autre exprime toutes les forces actives du côté gauche, faisant *numérateur*. Ce numérateur mesure les degrés de l'échelle bioscopique. Voici la proportion : Si nous avons 12° à la main droite, et 12° à la main gauche, la proportionalité bioscopique est 12 : 100 : : 12 : 100, Si nous avons 6 à la main droite et 12 à la main gauche, 6 : 100 : : 12 : 200. Le chiffre 100 représente le *dénominateur commun*.

Echelle des trois termes pour une seule et même force

$\frac{3}{3}$	Représente ou égale		100 0/0	$\frac{3}{3}$ =	Rapp. 100 0/0
$\frac{4}{5}$	—	—	80 0/0	$\frac{5}{4}$ =	Rapp. 125 0/0
$\frac{3}{4}$	—	—	75 0/0	$\frac{4}{3}$ =	Rapp. 133 0/0
$\frac{2}{3}$	—	—	66 0/0	$\frac{3}{2}$ =	Rapp. 150 0/0

$\frac{3}{5}$ — — 60 0/0 $\frac{5}{3}$ = Rapp. 166 0/0

$\frac{1}{2}$ — — 50 0/0 $\frac{2}{1}$ = Rapp. 200 0/0

Toutes les forces bioscopiques sont représentées bilatéralement par les courants nerveux sécrétoires cutanés.

Leur degré d'intensité varie à chaque instant et les différents degrés sont enregistrés par les formules bioscopiques. Le corps humain donne deux origines aux forces nerveuses bioscopiques, centripète par la vie de nutrition, centrifuge par la vie de relation.

Leur point de réunion et de concentration se produit à l'entrecroisement cérébro-spinal. On ne peut concevoir l'unité vitale au point de vue physiologique qu'à l'aide de ce point central et au point de vue bioscopique qu'à l'aide d'un rapport mathématique unifiant deux forces distinctes dans leurs origines et confondues dans leurs rapports : Cette sorte de trinité vitale se trouve ainsi réduite à une seule et même force que la raison ne peut se refuser d'admettre comme une vérité mathématique démontrée par la Bioscopie. Ce triple pouvoir dynamique se réunit sur l'ensemble du système nerveux, organique et animal. Comme les courants de la vie de nutrition sont directs non entrecroisés et ordinairement inégaux, les plus faibles, grâce à l'entrecroisement des nerfs du cerveau, passent aux plus forts et les plus forts aux plus faibles. La vie de nutrition semble commander d'abord à la vie de relation et puis celle-ci commande à la vie de nutrition pour la pondérer, la régulariser et la ramener sans cesse à l'équilibre normal.

De là un cercle vital sans fin indissoluble inextricable pour les deux sortes de vitalités ayant chacune leur rôle distinct de séparatisme et leur rôle mixte de communauté et d'indivisibilité qui fait que la mort de l'une entraîne fatalement celle de l'autre.

La santé résulte de leur équilibre relatif et la maladie de leur déséquilibre. Ce déséquilibre peut venir de plusieurs causes, un défaut de fonctionnalité organique, une obstruction comme un calcul dans un canal sécréteur, une embolie dans les vaisseaux artériels ou veineux, une grande secousse morale, une lésion organique. Le rétablissement de l'équilibre ramène la guérison et la santé. Les médicaments sont des agents qui opèrent chacun selon leur spécialité sur les organes et les fonctions pour rétablir l'équilibre momentanément interrompu. La guérison ne peut se produire qu'avec le concours de l'équilibre dans les forces, les organes et leurs fonctions. Telles sont les grandes lignes du bioscopisme médical.

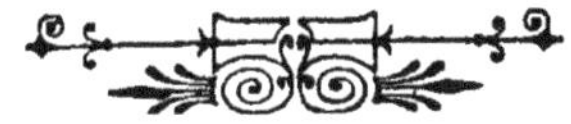

VI

NOUVELLE THÉRAPEUTIQUE MATHÉMATIQUE

DES EAUX DE VICHY

Sources Grande-Grille, Hôpital, Célestins

et Pilules Collongues à Vichy

SOURCE LÉON St-YORRE chez soi

PILULES VICHY-COLLONGUES

N° 1, Purgatives, les plus fortes
N° 2, Laxatives, les plus faibles

Adjuvent indispensable des Eaux de Vichy

Effets thérapeutiques. — Pour étudier les Pilules Collongues, j'ai employé pendant plusieurs années, ensemble ou séparément, les divers éléments qui sont contenus dans nos Pilules, ainsi que leurs doses. J'ai vu les enfants et les grandes personnes les absorber sans jamais en éprouver de mauvais effets. Je pratique la médecine à Vichy depuis longtemps et j'ai pu voir dans quelles maladies, prises avec les eaux de Vichy, elles étaient bienfaisantes et salutaires. Combinant avec cela leur effet physiologique, l'étude de leurs substances séparées, m'appuyant sur la théorie et la pratique, je puis consciencieusement les recommander.

SOURCE LÉON

Analyse chimique de la Source Léon IV

Acide carbonique libre.............	2.248
Bicarbonate de soude...............	6.258
— de potasse.............	0.161
— de magnésie...........	0.084
— de chaux...............	0.607
— de protoxyde de fer.....	0.012
Chlorure de sodium................	0.378
— de lithium..............	0.022
Sulfate de soude..................	0.376
Arséniate de soude................	0.0032
Silice............................	0.032
Total............	10.1812
Température............	13°

La Source Léon de St-Yorre a été forée par les soins et sous la direction du Dr Collongues.

La boisson des eaux de la Source Léon est toujours bienfaisante et ne peut jamais nuire.

Classification Bioscopique pour le traitement et le régime des faibles et des forts

Les faibles sont hyposthéniques du côté gauche et hypersthéniques du côté droit, *Formules n° 2, n° 4*.

Les forts sont hyposthéniques du côté droit et hypersthéniques du côté gauche, *Formules n° 3, n° 5*.

Notre diagnostic, notre pronostic et notre traitement s'appuient et prennent pour base de toute observation l'état dynamique des deux courants, qui animent les deux côtés du corps. Nous ne désignons pas la nature de ces courants que nous croyons être nerveuse. Nous les étudions par la différence d'intensité biologique de la sécrétion cutanée comparée entre la main droite et la main gauche. Toutes nos observations affirment : 1° qu'il y a toujours un courant plus faible d'un côté que de l'autre ; 2° que le courant secrétoire faible de la main droite est en même temps faible pour la fonctionnalité de tous les organes du même côté et que le courant sécrétoire faible de la main gauche est en même temps faible pour la fonctionnalité de tous les organes du côté gauche ; 3° que l'intensité de ces deux courants est en raison inverse et proportionnelle entre le côté droit et le côté gauche, c'est-à-dire que si le courant droit est plus faible d'un tiers, celui de gauche est plus fort d'un tiers et réciproquement. — Pour mesurer le degré d'intensité de ces deux courants dynamiques, nous nous servons du Bioscope et de la méthode bioscopique.

Traitement interne des maladies de l'estomac pour les personnes faibles

Quantités à boire (15 minutes d'intervalle entre chaque dose). — Faites chauffer l'eau de la Source Léon au bain-marie.

	De 7 h. à 9 h.	De 2 h. à 4 h.
Du 1er au 3me jour :	2 fois 30 gr. ;	2 fois 30 gr.
Du 4me au 6me jour ;	3 fois 30 gr. ;	3 fois 30 gr.
Du 7me au 9me jour :	4 fois 30 gr. ;	4 fois 30 gr.
Du 10me au 12me jour :	5 fois 30 gr. ;	5 fois 30 gr.
Du 13me au 15me jour :	4 fois 30 gr. ;	4 fois 30 gr.
Du 16me au 18me jour :	3 fois 30 gr. ;	3 fois 30 gr.
Du 19me au 21me jour :	2 fois 30 gr. ;	3 fois 30 gr.
Total des quantités :	4.140 gr.	

Il faut prendre tous les soirs avant dîner une ou deux Pilules Collongues alternant n° 1 et n° 2.

Après le traitement sus-indiqué, on peut couper le vin aux repas d'Eau de la Source Léon froide. On se repose de temps en temps.

Direction du traitement externe

Lavage de l'estomac : souvent.
Bains alcalins ou piscine : deux par semaine.
Douches froides, mitigées ou chaudes : tous les jours.

Bains vaporifères ou thermo-résineux : deux par semaine.

Bains sulfureux, salés ou au tannin : quelquefois.

Bains électriques ou électrisations : quelquefois.

Bains calmants ou de gaz acide carbonique : quelquefois.

Douches ascendantes ou lavements : tous les deux jours, avec l'eau de la Source Léon-Vichy-Saint-Yorre.

Gymnastique et massage : quelquefois.

Pulvérisations, inhalations, oxygène, gargarismes : quelquefois.

Régime des maladies de l'estomac pour les personnes faibles

Le régime consiste en bouillon gras, jus de viande, avec ou sans pâtes, jaunes d'œufs, liebig, revalescière, beaucoup de viandes rôties ou grillées de toutes sortes ; viande de boucherie : bœuf, mouton, veau, agneau : poulets, dindes, purées, gelées, vin de Bordeaux, légumes verts bien cuits au jus de viande. Les repas sont confortables : il faut une bonne et succulente alimentation, éviter les mets indigestes, le poivre, le fumer, les alcools. Il faut couper le vin ordinaire, le thé et le café.

Le régime, pendant l'emploi de nos Pilules administrées seules ou combinées avec l'eau de Vichy, est naturellement différent suivant les individus. Je nommerai seulement les mets et les boissons dont il ne faut pas user, si ce n'est dans des cas particuliers. Il faut éviter tous les mets qui fatiguent les organes de la digestion, qui gonflent, trop fortement assaisonnés, acides ou formés d'acides gras, fermentés ou donnant facilement naissance à la fermentatien, par exemple les mets fortement salés ou faisandés, ou très gras, comme la viande de porc, d'oie ou de canard, les poissons fumés, l'anguille de mer, le saumon, la langouste et le homard, les pieds de veau, le vol-au-vent, le fromage de haut goût, les vins acides, les glaces, les fruits verts. Le papier tournesol sert à éprouver l'acidité des vins. La bière, dans un usage modéré, est permise à ceux qui souffrent de faiblesse, d'irritation, de digestions difficiles, aux scrofuleux, aux chlorotiques, à ceux qui sont atteints d'atonie ou de torpidité de l'estomac ou qui relèvent de maladies graves.

Les spiritueux sont à éviter et en particulier sont nuisibles dans les dyspepsies, les gastralgies, les gastrites et les catarrhes de l'estomac. Il faut diminuer la bière, le vin et manger moins de bœuf rôti. En outre, dans le catarrhe stomacal, on doit mettre de côté le cresson, les tomates, l'oseille et la groseille ; il faut se défier du sucre, des pommes de terre et des farineux, ainsi que des boissons mousseuses, de la salade, du beurre en trop grande quantité. Dans les spasmes, les hémorroïdes et les catarrhes des voies digestives, on fera attention de mettre de côté les boissons froides, le thé et le café trop forts, et la bière trop fermentée. Le diabète exclut le sucre et les farineux de toute sorte. (Voir le régime prescrit dans *Les maladies des voies biliaires*).

L'Hygiène. — Consiste en promenades en plein air deux fois par jour, sans fatigue, à pied ou en voiture, dans une disposition d'esprit agréable, vivant l'hiver dans les pays chauds, gais et beaux, et l'été dans les contrées agréables, fraîches et vertes. Il faut éviter les veilles, les émotions, mener une vie calme et tranquille, s'habiller chaudement, et s'habituer tous les matins à la pratique de l'hydrothérapie. Eviter le froid aux pieds, au cou et au dos ; éviter le trop de chaleur à la tête,

Traitement interne des maladies de l'estomac pour les personnes fortes

Quantités à boire (15 minutes d'intervalle entre chaque dose.) Faites chauffer l'Eau au bain-marie.

	De 7 h. à 9 h.	De 2 h. à 4 h.
Du 1er au 3me jour :	3 fois 30 gr. ;	3 fois 30 gr.
Du 4me au 6me jour :	3 fois 60 gr. ;	3 fois 60 gr.
Du 7me au 9me jour :	3 fois 90 gr. ;	3 fois 90 gr.
Du 10me au 12me jour :	3 fois 120 gr. ;	3 fois 120 gr.
Du 13me au 15me jour :	3 fois 90 gr. ;	3 fois 90 gr.
Du 16me au 19me jour :	3 fois 60 gr. ;	3 fois 60 gr.
Du 19me au 21me jour :	3 fois 30 gr. ;	3 fois 30 gr.

Total de la quantité : 8.640 grammes.

Il faut prendre tous les soirs, avant dîner, une ou deux Pilules Collongues. Alterner n° 1 et n° 2.

Après le traitement sus-indiqué, on peut couper le vin, aux repas, d'Eau Léon froide. On se repose de temps en temps.

Direction du traitement externe

Lavage de l'Estomac : souvent.

Bains alcalins ou piscine : tous les jours ou tous les deux jours.

Douches froides, mitigées ou chaudes : trois par semaine.

Bains vaporifères ou thermo-résineux : un par semaine.

Bains sulfureux, salés ou au tannin : quelquefois.

Bains électriques ou électrisations : quelquefois.

Bains calmants ou de gaz acide carbonique : quelquefois.

Douches ascendantes ou lavements : tous les deux jours, avec l'eau de la Source Léon-Vichy-Saint-Yorre.

Gymnastique et massage : quelquefois.

Pulvérisations, inhalations, oxygène, gargarismes : quelquefois.

Régime des maladies de l'estomac pour les personnes fortes

Le régime consiste à faire quatre repas au lait, aux œufs, aux viandes blanches, aux légumes verts bien cuits, aux purées, aux poissons légers, aux compotes, aux fruits bien mûrs.

Ce qu'il faut éviter : l'oseille, la groseille, les acides, la charcuterie, les sauces épicées, le gibier sauvage, les poissons à écailles, ni moules, ni homard, les féculents trop secs, pois et haricots secs, la pâtisserie, le poivre, les hachis, la graisse, le beurre, les crudités, les hors-d'œuvre, le vin pur, l'alcool et les liqueurs.

Bouillons gras et maigres de toutes sortes. Viandes : moitié viande blanche, moitié viande noire, bœuf et veau, mouton et poulet, caneton et agneau. Poissons : de préférence les poissons de rivière. Légumes : tous les légumes verts bien cuits. Œufs et laitage. Dessert : choisir les fruits bien mûrs, rejeter les fruits acides.

Boissons : Bordeaux, de préférence vin vieux, eau de table naturelle.

Ajouter 3 pruneaux laxatifs au dessert, Préparation : on prend 16 grammes de follicules de casse ou de séné, on fait une infusion de trois quarts de verre d'eau bouillante, on laisse l'infusion trois quarts d'heure, on jette les feuilles, on ajoute 16 pruneaux, un verre de vin, un peu de canelle, de sucre et de citron. On fait bouillir jusqu'à de bons pruneaux de dessert.

Traitement interne des maladies du foie pour les personnes faibles

Quantités à boire (15 minutes d'intervalle entre chaque dose). — Faire chauffer l'eau de la Source Léon au bain-marie.

Figure du Verre gradué

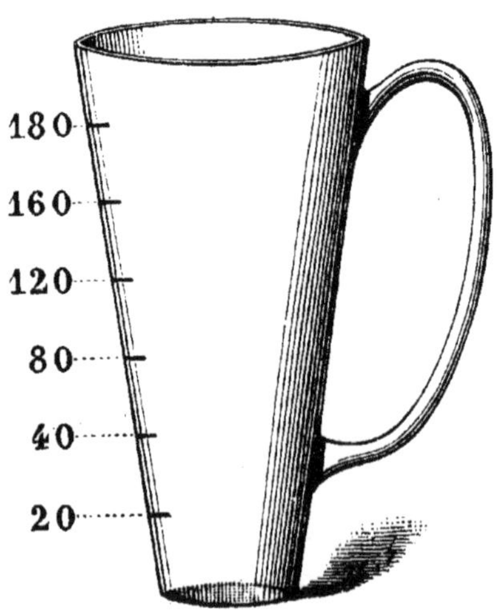

	De 7 h. à 9 h.	De 2 h. à 4 h.
Du 1er au 3me jour :	3 fois 30 gr. ;	3 fois 30 gr.
Du 4me au 6me jour :	3 fois 60 gr. ;	3 fois 60 gr.
Du 7me au 9me jour :	3 fois 90 gr. ;	3 fois 90 gr.
Du 10me au 12me jour :	3 fois 120 gr. ;	3 fois 120 gr.
Du 13me au 15me jour :	3 fois 90 gr. ;	3 fois 90 gr.
Du 16me au 18me jour :	3 fois 60 gr. ;	3 fois 60 gr.
Du 19me au 21me jour :	3 fois 30 gr. ;	3 fois 30 gr.

Total des quantités en 21 jours : 8.640 gr.

Il faut prendre tous les jours avant dîner une ou deux Pilules Collongues alternant n° 1 et n° 2.

Après le traitement sus-indiqué, on peut couper le vin aux repas avec l'Eau Léon froide. On se reposera de temps en temps.

Direction du traitement externe

Bains alcalins ou piscine : tous les deux jours : très courts, quelquefois.

Douches froides, mitigées ou chaudes : tous les jours.

Bains vaporifères ou thermo-résineux : deux par semaine.

Bains sulfureux, salés ou au tannin : quelquefois.

Bains calmants ou de gaz acide carbonique : quelquefois.

Douches ascendantes ou lavements : tous les deux jours, avec l'eau de la Source Léon-Vichy-Saint-Yorre.

Gymnastique et massage : quelquefois.

Pulvérisations, inhalations, oxygène, gargarismes : quelquefois.

Régime des maladies du foie pour les personnes faibles

Le nombre des repas varie selon le degré de faiblesse, selon les aptitudes et le climat.

Aliments défendus. — La charcuterie, les salaisons, les crudités, les acides, les farineux, les féculents, la salade, les fritures, les sauces, la pâtisserie, la venaison, les poissons salés comme la langouste et le homard, les légumes secs comme les pois, les haricots, les fèves, les lentilles, excepté quelquefois en purée; les truffes, les choux, la groseille, l'oseille; les fruits secs comme la châtaigne, le fromage de haut goût, les beignets, le vinaigre, le piment, la moutarde, les entremets, le beurre et les corps gras en trop forte quantité; le vin pur, l'alcool, les liqueurs. Il faut modérer de fumer, le thé, le café.

Aliments recommandés. — Bouillon, potage au pain, au tapioca et aux pâtes d'Italie, les soupes maigres, la panade bien cuite, la purée de pommes de terre. de maïs, la soupe au lait; les œufs à la coque ou sautés au bouillon; le bœuf, le veau, le mouton, l'agneau, toutes les viandes de boucherie; le poulet, la poule, le dinde, le canard jeune, le pigeon, le caneton, le gibier sauvage, rôti, grillé, braisé; beaucoup de viande, peu de pain; jus de côtelettes, jus de bifteck pressé avec le presse-viande; bifteck saignant; la viande crue hachée; tous les poissons, la truite, la sole, les goujons, l'anguille, le merlan, le thon, les huîtres fraîches; tous les légumes sont bons surtout ceux qui sont accommodés au jus de viande; la pomme de terre, la purée de lentilles, le riz cuit avec la poule, les asperges, les haricots verts, la laitue, les épinards, les cardons, le chou de Bruxelles, le salsifis, la chicorée bien cuite, les artichauts cuits, les carottes nouvelles. Le dessert peut comprendre tous les fruits bien mûrs : l'abricot, les pommes cuites, les poires et les pommes bien mûres, le raisin, les figues, les cerises, les fraises, les crêmes fouettées, le fromage à la crême, la charlotte fouettée, les compotes, les marmelades de confitures.

Préparation. — Viandes roties, grillées, braisées, blanquettes, fricassées; poisson cuit à l'eau, au sel, au court-bouillon, à la sauce blanche, sauté au beurre, cuisine très peu épicée; sel, sucre, beurre frais, fruits crus, vinaigre en petite quantité; sauces: sauce blanche, à la maître d'hôtel, à la Hollandaise.

Boisson. — Vin de Bordeaux coupé d'eau de la source Léon.

L'Hygiène. — Consiste en promenade en plein air deux fois par jour, sans fatigue, à pied ou en voiture, dans une disposition d'esprit agréable, vivant l'hiver dans les pays chauds, gais et beaux et l'été dans les contrées agréables, fraîches et vertes. Il faut éviter les veilles, les émotions, mener une vie calme et tranquille, s'habiller chaudement, et s'habituer tous les matins à la pratique de l'hydrothérapie. Eviter le froid aux pieds, au cou et au dos; éviter le trop de chaleur à la tête.

Traitement interne des maladies du foie pour les personnes fortes

Quantités à boire (15 minutes d'intervalle entre chaque dose). — Faites chauffer l'eau au bain-marie.

	De 7 h. à 9 h.	De 2 h. à 4 h.
Trois jours :	4 fois 30 gr. ;	4 fois 30 gr.
Trois jours :	4 fois 60 gr. ;	4 fois 60 gr.
Trois jours :	4 fois 90 gr. ;	4 fois 90 gr.
Trois jours :	4 fois 120 gr. ;	4 fois 120 gr.
Trois jours :	4 fois 90 gr. ;	4 fois 90 gr.
Trois jours :	4 fois 60 gr. ;	4 fois 60 gr.
Trois jours :	4 fois 30 gr. ;	4 fois 30 gr.

Total de la quantité : 11.520 grammes.

Tous les soirs, avant dîner, 1 Pilule Collongues. Alterner n° 1 et n° 2.

Après ce traitement, couper le vin d'Eau Léon froide à volonté. On se reposera de temps en temps.

Direction du traitement externe

Bains alcalins ou piscine : tous les jours.

Douches froides, mitigées ou chaudes : tous les jours.

Bains vaporifères ou thermo-résineux : un par semaine.

Bains sulfureux, salins ou au tannin : quelquefois.

Bains électriques ou électrisations : quelquefois.

Bains calmants ou de gaz acide carbonique : quelquefois.

Douches ascendantes ou lavements : tous les deux jours avec l'eau de la Source Léon.

Gymnastique et massage : quelquefois.

Pulvérisations, inhalations, oxygène, gargarismes : quelquefois.

Couper le vin à volonté, au repas, d'Eau de la Source Léon.

Régime des maladies du foie pour les personnes fortes

—

Régime émollient

Quatre repas au lait, aux œufs, aux viandes blanches, aux légumes verts bien cuits, aux purées, aux poissons légers, aux compotes, aux fruits bien mûrs.

Régime rafraîchissant

Deux ou trois repas.

Ce qu'il faut éviter : l'oseille, la groseille, les acides, la charcuterie, les sauces épicées, le gibier sauvage, les poissons à écailles, ni moules ni homard, les féculents trop secs, pois et haricots secs, la pâtisserie, le poivre, les hachis, la graisse, le beurre, les crudités, les hors-d'œuvre, le vin pur, l'alcool et les liqueurs.

Ce qu'il faut choisir : Bouillons gras et maigres de toutes sortes. Viandes : moitié viande blanche, moitié viande noire, bœuf et veau, mouton et poulet, caneton et agneau. Poissons : de préférence les poissons de rivière. Légumes : tous les légumes verts bien cuits. Œufs et laitage. Dessert : choisir les fruits bien mûrs, rejeter les fruits acides.

Boissons : Bordeaux, de préférence vin vieux, eau de table naturelle.

Ajouter trois pruneaux laxatifs au dessert. Préparation. On prend 16 grammes de follicules casse ou de séné, on fait une infusion de trois quarts de verre d'eau bouillante, on laisse l'infusion trois quarts d'heure, on jette les feuilles, on ajoute 16 pruneaux, un verre de vin, un peu de canelle, de sucre et de citron. On fait bouillir jusqu'à de bons pruneaux de dessert.

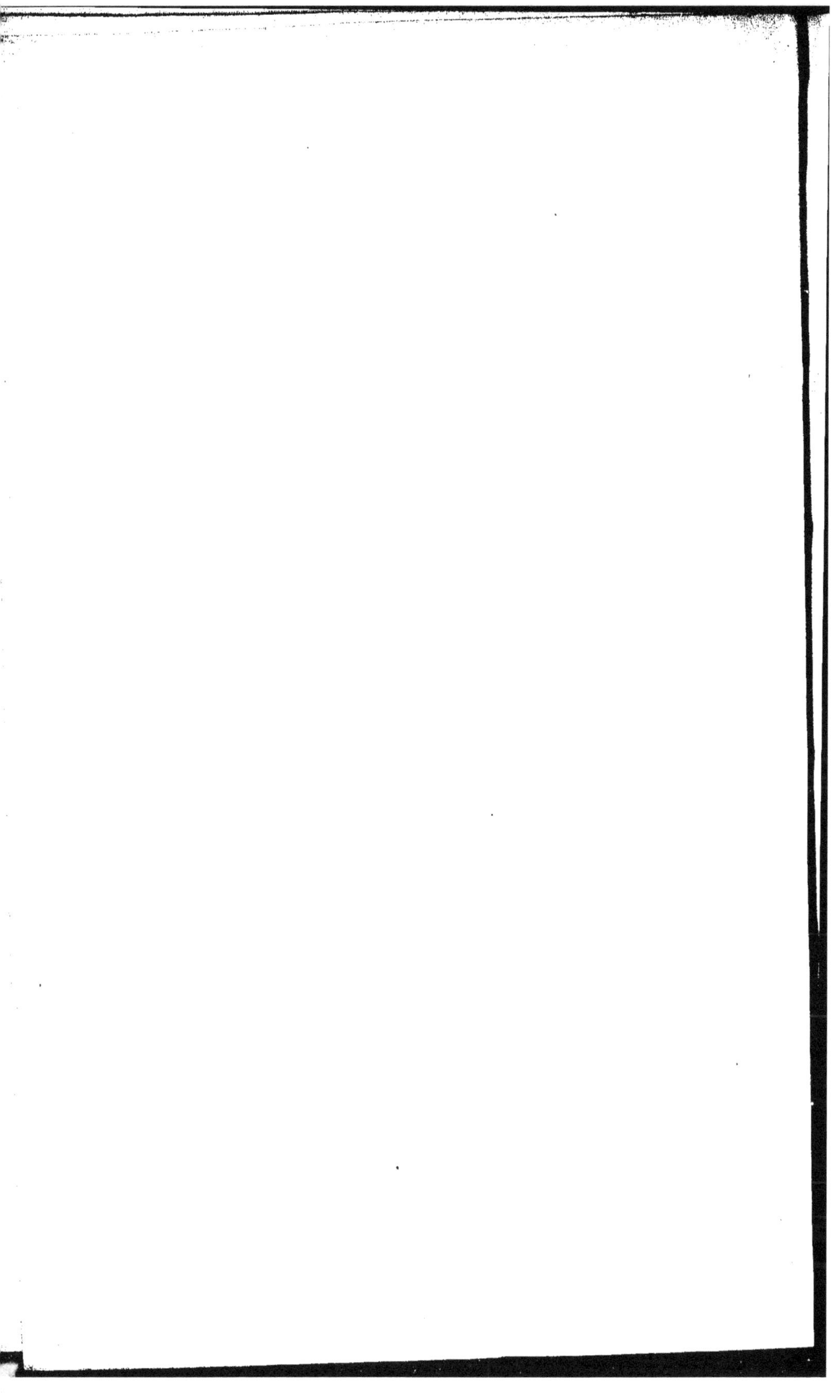

VII

TABLEAU DE L'HYPERSTHÉNIE

$\frac{2}{1}=2.00$	$\frac{3}{1}=3.00$	$\frac{4}{1}=4.00$	$\frac{5}{1}=5.00$	$\frac{6}{1}=6.00$	$\frac{7}{1}=7.00$	$\frac{8}{1}=8.00$	$\frac{9}{1}=9.00$	$\frac{10}{1}=10.00$	$\frac{11}{1}=11.00$	$\frac{12}{1}=12.00$	
	$\frac{3}{2}=1.50$	$\frac{4}{2}=2.00$	$\frac{5}{2}=2.50$	$\frac{6}{2}=3.00$	$\frac{7}{2}=3.50$	$\frac{8}{2}=4.00$	$\frac{9}{2}=4.50$	$\frac{10}{2}=5.00$	$\frac{11}{2}=5.50$	$\frac{12}{2}=6.00$	$\frac{13}{2}=6.5$
		$\frac{4}{3}=1.33$	$\frac{5}{3}=1.66$	$\frac{6}{3}=2.00$	$\frac{7}{3}=2.33$	$\frac{8}{3}=2.66$	$\frac{9}{3}=3.00$	$\frac{10}{3}=3.33$	$\frac{11}{3}=3.66$	$\frac{12}{3}=4.00$	$\frac{13}{3}=4.3$
			$\frac{5}{4}=1.25$	$\frac{6}{4}=1.50$	$\frac{7}{4}=1.75$	$\frac{8}{4}=2.00$	$\frac{9}{4}=2.25$	$\frac{10}{4}=2.50$	$\frac{11}{4}=2.75$	$\frac{12}{4}=3.00$	$\frac{13}{4}=3.2$
				$\frac{6}{5}=1.20$	$\frac{7}{5}=1.40$	$\frac{8}{5}=1.60$	$\frac{9}{5}=1.80$	$\frac{10}{5}=2.00$	$\frac{11}{5}=2.20$	$\frac{12}{5}=2.40$	$\frac{13}{5}=2.6$
					$\frac{7}{6}=1.16$	$\frac{8}{6}=1.33$	$\frac{9}{6}=1.50$	$\frac{10}{6}=1.66$	$\frac{11}{6}=1.83$	$\frac{12}{6}=2.00$	$\frac{13}{6}=2.1$
						$\frac{8}{7}=1.14$	$\frac{9}{7}=1.28$	$\frac{10}{7}=1.43$	$\frac{11}{7}=1.57$	$\frac{12}{7}=1.71$	$\frac{13}{7}=1.8$
							$\frac{9}{8}=1.12$	$\frac{10}{8}=1.25$	$\frac{11}{8}=1.37$	$\frac{12}{8}=1.50$	$\frac{13}{8}=1.6$
								$\frac{10}{9}=1.11$	$\frac{11}{9}=1.22$	$\frac{12}{9}=1.33$	$\frac{13}{9}=1.4$
									$\frac{11}{10}=1.10$	$\frac{12}{10}=1.20$	$\frac{13}{10}=1.3$
										$\frac{12}{11}=1.09$	$\frac{13}{11}=1.1$
											$\frac{13}{12}=1.0$

Tableau des Proportionnalités Mathématiques de l'Hypersthénie de la Main gauche avec Hyposthénie de la Main droite

$\frac{14}{2}=7.00$

$\frac{14}{3}=4.66$ $\frac{15}{3}=5.00$ $\frac{16}{3}=5.33$

$\frac{14}{4}=3.50$ $\frac{15}{4}=3.75$ $\frac{16}{4}=4.00$ $\frac{17}{4}=4.25$ $\frac{18}{4}=4.50$

$\frac{14}{5}=2.80$ $\frac{15}{5}=3.00$ $\frac{16}{5}=3.20$ $\frac{17}{5}=3.40$ $\frac{18}{5}=3.60$ $\frac{19}{5}=3.80$ $\frac{20}{5}=4.00$

$\frac{14}{6}=2.33$ $\frac{15}{6}=2.50$ $\frac{16}{6}=2.66$ $\frac{17}{6}=2.83$ $\frac{18}{6}=3.00$ $\frac{19}{6}=3.16$ $\frac{20}{6}=3.33$ $\frac{21}{6}=3.50$ $\frac{22}{6}=3.66$

$\frac{14}{7}=2.00$ $\frac{15}{7}=2.14$ $\frac{16}{7}=2.28$ $\frac{17}{7}=2.43$ $\frac{18}{7}=2.57$ $\frac{19}{7}=2.71$ $\frac{20}{7}=2.85$ $\frac{21}{7}=3.00$ $\frac{22}{7}=3.14$ $\frac{23}{7}=3.28$ $\frac{24}{7}=3.43$

$\frac{14}{8}=1.75$ $\frac{15}{8}=1.87$ $\frac{16}{8}=2.00$ $\frac{17}{8}=2.12$ $\frac{18}{8}=2.25$ $\frac{19}{8}=2.37$ $\frac{20}{8}=2.50$ $\frac{21}{8}=2.62$ $\frac{22}{8}=2.75$ $\frac{23}{8}=2.87$ $\frac{24}{8}=3.00$

$\frac{14}{9}=1.55$ $\frac{15}{9}=1.66$ $\frac{16}{9}=1.77$ $\frac{17}{9}=1.88$ $\frac{18}{9}=2.00$ $\frac{19}{9}=2.11$ $\frac{20}{9}=2.22$ $\frac{21}{9}=2.33$ $\frac{22}{9}=2.44$ $\frac{23}{9}=2.55$ $\frac{24}{9}=2.68$

$\frac{14}{10}=1.40$ $\frac{15}{10}=1.50$ $\frac{16}{10}=1.60$ $\frac{17}{10}=1.70$ $\frac{18}{10}=1.80$ $\frac{19}{10}=1.90$ $\frac{20}{10}=2.00$ $\frac{21}{10}=2.10$ $\frac{22}{10}=2.20$ $\frac{23}{10}=2.30$ $\frac{24}{10}=2.40$

$\frac{14}{11}=1.27$ $\frac{15}{11}=1.36$ $\frac{16}{11}=1.45$ $\frac{17}{11}=1.54$ $\frac{18}{11}=1.63$ $\frac{19}{11}=1.72$ $\frac{20}{11}=1.81$ $\frac{21}{11}=1.90$ $\frac{22}{11}=2.00$ $\frac{23}{11}=2.09$ $\frac{24}{11}=2.18$

$\frac{14}{12}=1.17$ $\frac{15}{12}=1.25$ $\frac{16}{12}=1.33$ $\frac{17}{12}=1.41$ $\frac{18}{12}=1.50$ $\frac{19}{12}=1.58$ $\frac{20}{12}=1.66$ $\frac{21}{12}=1.75$ $\frac{22}{12}=1.83$ $\frac{23}{12}=1.91$ $\frac{24}{12}=2.00$

$\frac{14}{13}=1.08$ $\frac{15}{13}=1.15$ $\frac{16}{13}=1.23$ $\frac{17}{13}=1.30$ $\frac{18}{13}=1.38$ $\frac{19}{13}=1.44$ $\frac{20}{13}=1.53$ $\frac{21}{13}=1.61$ $\frac{22}{13}=1.69$ $\frac{23}{13}=1.77$ $\frac{24}{13}=1.84$

$\frac{15}{14}=1.07$ $\frac{16}{14}=1.14$ $\frac{17}{14}=1.21$ $\frac{18}{14}=1.28$ $\frac{19}{14}=1.35$ $\frac{20}{14}=1.42$ $\frac{21}{14}=1.49$ $\frac{22}{14}=1.56$ $\frac{23}{14}=1.63$ $\frac{24}{14}=1.70$

$\frac{16}{15}=1.06$ $\frac{17}{15}=1.13$ $\frac{18}{15}=1.20$ $\frac{19}{15}=1.27$ $\frac{20}{15}=1.33$ $\frac{21}{15}=1.40$ $\frac{22}{15}=1.47$ $\frac{23}{15}=1.53$ $\frac{24}{15}=1.60$

$\frac{17}{16}=1.06$ $\frac{18}{16}=1.12$ $\frac{19}{16}=1.19$ $\frac{20}{16}=1.25$ $\frac{21}{16}=1.31$ $\frac{22}{16}=1.37$ $\frac{23}{16}=1.44$ $\frac{24}{16}=1.50$

$\frac{18}{17}=1.06$ $\frac{19}{17}=1.12$ $\frac{20}{17}=1.17$ $\frac{21}{17}=1.23$ $\frac{22}{17}=1.29$ $\frac{23}{17}=1.35$ $\frac{24}{17}=1.41$

$\frac{19}{18}=1.05$ $\frac{20}{18}=1.11$ $\frac{21}{18}=1.18$ $\frac{22}{18}=1.22$ $\frac{23}{18}=1.28$ $\frac{24}{18}1.33$

$\frac{20}{19}=1.05$ $\frac{21}{19}=1.10$ $\frac{22}{19}=1.16$ $\frac{23}{19}=1.21$ $\frac{24}{19}=1.26$

$\frac{21}{20}=1.05$ $\frac{22}{20}=1.10$ $\frac{23}{20}=1.15$ $\frac{24}{20}1.20$

$\frac{22}{21}=1.05$ $\frac{23}{21}=1.09$ $\frac{24}{21}=1.14$

$\frac{23}{22}=1.05$ $\frac{24}{22}=1.09$

$\frac{24}{23}=1.04$

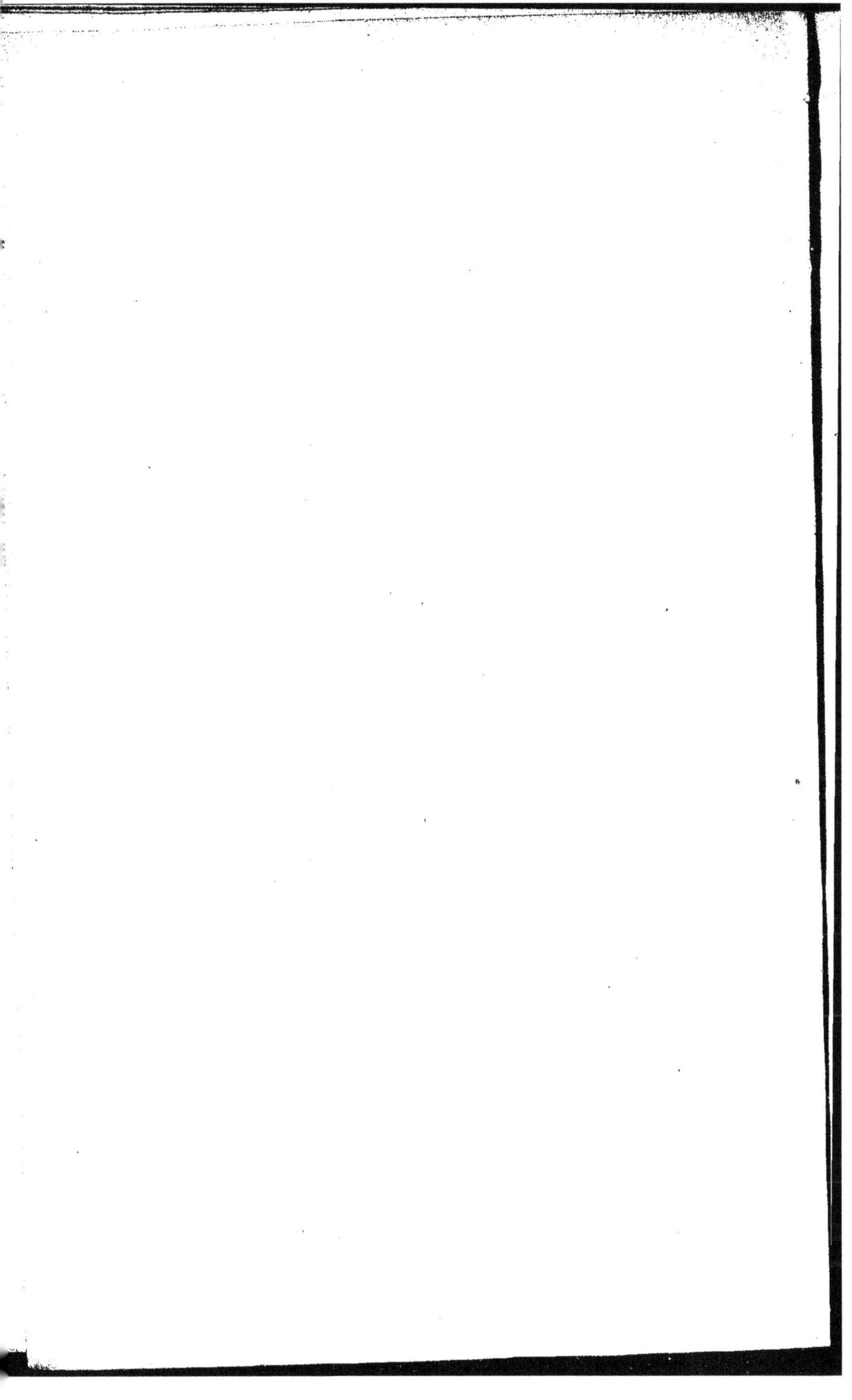

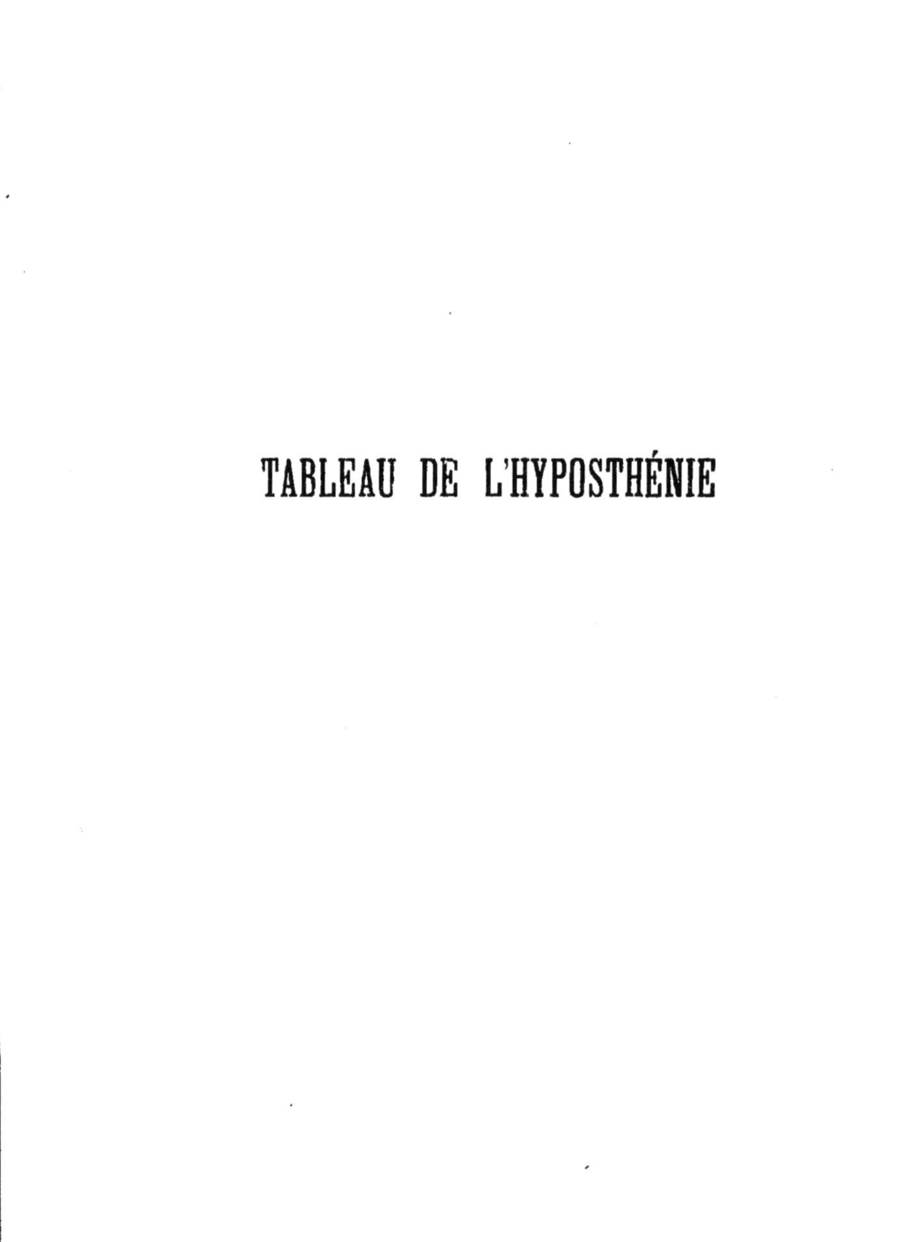

TABLEAU DE L'HYPOSTHÉNIE

$\frac{1}{2}=0.50$	$\frac{1}{3}=0.33$	$\frac{1}{4}=0.25$	$\frac{1}{5}=0.20$	$\frac{1}{6}=0.16$	$\frac{1}{7}=0.14$	$\frac{1}{8}=0.12$	$\frac{1}{9}=0.11$	$\frac{1}{10}=0.10$	$\frac{1}{11}=0.09$	$\frac{1}{12}=0.08$	
	$\frac{2}{3}=0.66$	$\frac{2}{4}=0.50$	$\frac{2}{5}=0.40$	$\frac{2}{6}=0.33$	$\frac{2}{7}=0.28$	$\frac{2}{8}=0.25$	$\frac{2}{9}=0.22$	$\frac{2}{10}=0.20$	$\frac{2}{11}=0.18$	$\frac{2}{12}=0.17$	$\frac{2}{13}=0.15$
		$\frac{3}{4}=0.75$	$\frac{3}{5}=0.60$	$\frac{3}{6}=0.50$	$\frac{3}{7}=0.42$	$\frac{3}{8}=0.37$	$\frac{3}{9}=0.33$	$\frac{3}{10}=0.30$	$\frac{3}{11}=0.27$	$\frac{3}{12}=0.25$	$\frac{3}{13}=0.23$
			$\frac{4}{5}=0.80$	$\frac{4}{6}=0.66$	$\frac{4}{7}=0.58$	$\frac{4}{8}=0.50$	$\frac{4}{9}=0.44$	$\frac{4}{10}=0.40$	$\frac{4}{11}=0.36$	$\frac{4}{12}=0.33$	$\frac{4}{13}=0.3$[illegible]
				$\frac{5}{6}=0.83$	$\frac{5}{7}=0.71$	$\frac{5}{8}=0.62$	$\frac{5}{9}=0.55$	$\frac{5}{10}=0.50$	$\frac{5}{11}=0.45$	$\frac{5}{12}=0.41$	$\frac{5}{13}=0.3$[illegible]
					$\frac{6}{7}=0.85$	$\frac{6}{8}=0.75$	$\frac{6}{9}=0.66$	$\frac{6}{10}=0.60$	$\frac{6}{11}=0.54$	$\frac{6}{12}=0.50$	$\frac{6}{13}=0.$[illegible]
						$\frac{7}{8}=0.87$	$\frac{7}{9}=0.77$	$\frac{7}{10}=0.70$	$\frac{7}{11}=0.64$	$\frac{7}{12}=0.58$	$\frac{7}{13}=0.5$[illegible]
							$\frac{8}{9}=0.88$	$\frac{8}{10}=0.80$	$\frac{8}{11}=0.73$	$\frac{8}{12}=0.66$	$\frac{8}{13}=0.6$[illegible]
								$\frac{9}{10}=0.90$	$\frac{9}{11}=0.82$	$\frac{9}{12}=0.75$	$\frac{9}{13}=0.6$[illegible]
									$\frac{10}{11}=0.90$	$\frac{10}{12}=0.83$	$\frac{10}{13}=0.7$[illegible]
										$\frac{11}{12}=0.91$	$\frac{11}{13}=0.8$[illegible]
											$\frac{12}{13}=0.9$[illegible]

Tableau des Proportionnalités Mathématiques de l'Hyposthénie de la Main gauche avec Hypersthénie de la Main droite

	14	15	16	17	18	19	20	21	22	23	24
2	0.14										
3	0.21	0.20	0.19								
4	0.29	0.26	0.25	0.23	0.22						
5	0.36	0.33	0.31	0.29	0.28	0.26	0.25				
6	0.43	0.40	0.37	0.35	0.33	0.31	0.30	0.28	0.27		
7	0.50	0.46	0.44	0.41	0.38	0.36	0.35	0.33	0.32	0.30	0.20
8	0.57	0.53	0.50	0.47	0.44	0.42	0.40	0.38	0.36	0.35	0.33
9	0.64	0.60	0.56	0.53	0.50	0.47	0.45	0.43	0.41	0.39	0.37
10	0.71	0.65	0.62	9.58	0.55	0.52	0.50	0.47	0.45	0.43	0.41
11	0.78	0.73	0.68	0.64	0.61	0.57	0.55	0.52	0.50	0.48	0.45
12	0.85	0.80	0.75	0.70	0.66	0.63	0.60	0.57	0.54	0.52	0.50
13	0.93	0.86	0.81	0.76	0.72	0.68	0.65	0.61	0.59	0.56	0.54
14		0.93	0.87	0.82	0.77	0.73	0.70	0.66	0.64	0.60	0.58
15			0.94	0.87	0.83	0.78	0.75	0.74	0.68	0.65	0.62
16				0.94	0.88	0.84	0.80	0.76	0.72	0.69	0.66
17					0.94	0.89	.085	0.80	0.77	0.74	0.70
18						0.95	0.90	0.85	0.82	0.78	0.75
19							0.95	0.91	0.86	0.82	0.79
20								0.95	0.90	0.88	0.83
21									0.95	0.91	0.87
22										0.95	0.91
23											0.96

TABLE DES MATIÈRES

Vichy — Imp. P Vexenat, rue Burnol.

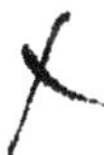

www.ingramcontent.com/pod-product-compliance
Ingram Content Group UK Ltd.
Pitfield, Milton Keynes, MK11 3LW, UK
UKHW020950180726
13838UKWH00003B/1236

9 782329 345543